REINHOLD DIETRICH
WALDEFRIED PECHTL

ENERGIE DURCH ÜBUNGEN

Bioenergetik -
belebende, entspannende und
kräftigende Übungen

EIGENVERLAG

Impressum
Herausgeber und Verleger - Reinhold Dietrich
Umschlagentwurf -Monika Naskau
Fotografie - Hermann Kunstmann
Inhaltliches Lektorat - Waldefried Pechtl, Waldemar Kufner
Formales Hauptlektorat -Hannah Rieger
Formales Lektorat - Brigitte Wilhelmstätter, Marion Schreiber
Satz -Rudolf Ebner und Reinhold Dietrich
Druck- Druckerei Herzog, Neumarkt am Wallersee

ISBN 3-9500-0942-6

Weitere Buchtitel, siehe Anhang
Buchbestellungen bitte nur schiftlich, per Fax oder Mail!

VERLAG DIETRICH
A-5161 Elixhausen, Girlingstraße 1b
Fax 0043/(0)662/ 481 333, handy 0043/(0)664/50 304 50
Buchbestellungen: e-mail: verlag.dietrich@aon.at
http://www.verlag-dietrich.com

Übungs-Kunst

Alles sinnvoll Ausgeübte gleicht der Kunst.

Lebens - Kunst.

Technik, auch Übungstechnik allein

macht noch nicht lebendig;

das Selbstverständnis eines wahren Künstlers aber

schafft Lebendigkeit.

Die Technik ist der Pinsel,

durch den das Wesentliche,

das Wesen, der Wesenskeim

sich überträgt.

- Inhaltsverzeichnis -

I. EINFÜHRUNG
Reinhold Dietrich

1. ÜBERBLICK - INHALTLICHE ZIELE 7

2. EINFÜHRENDE SEITEN 9

    Thesen 9
    Die Bedeutung des Übens 10
    Der Stellenwert der Übungen in der Bioenergetik 10
    Das Grounding -Prinzip (Erdungs-Prinzip) 11

II. PRAKTISCHER TEIL
Reinhold Dietrich

3. DIE ÜBUNGEN 13

    A. Wichtige Übungsprinzipien kurz gefasst: *Wie üben?* 13

    B. Bioenergetisches Grundübungs-Programm 17

    C. Einige Grundübungs-Varianten 35

    D. Vibrationsübungs-programm (Energieflußübungen) 43

    E. Segmental Geordnetes Übungs-Programm 53

        BEWUSSTSEIN - Geist - Verstand 53
        Augen 54
        Gesicht 55
        Mund - Zunge - Kiefer 56
        Hals - Nacken - STIMME 62
        Schultergürtel - Arme - Hände 66
        Brust - HERZ 73
        Rücken (oberer und unterer) 79
        ATMUNG und Zwerchfell 86
        DER NABEL DER WELT . . . . XMV
        Becken - SEXUALITÄT 92
        Beine - Fußgelenke - Füße 107
        Erde - Wirklichkeit - BODEN . . . . XVM

F. Thematisches Übungs-Programm 113

    I. Thema: Grounding (Erdkräfte) 113
    II. Thema: Gleichgewichtsübungen (Erdung, Balance) 113
    III. Thema: Sehnsucht - Zärtlichkeit - Herzlichkeit 118
    IV. Thema: Warme Hände unde Füße 120
    V. Thema: Aggressions- und Ausdrucksübungen 121

4. SPEZIELLE ÜBUNGEN 127

G. Üben im Alltag 127

H. Üben im Alter 129

I. 5 Positionen mit der Kleinen Atemrolle 131

J. Arbeit mit der großen Atemrolle und mit dem Atemstuhl 135

K. Charakterstrukturelles Übungs-Programm 143

III. THEORIE ZUR BIOENERGETISCHEN ANALYSE UND DIE KUNST DES ÜBENS
Waldefried Pechtl

1. ALLGEMEINES 149

  1.1. Geschichtlicher Hintergrund 149
  1.2. Unterscheidungen 150
  1.3. Oh, Theorie 151

2. THEORIE ZUR BIOENERGETISCHEN ANALYSE 152

  2.1. Das Kernstück der Analyse: die Charakterstrukturen 153
  2.2. Das Kunststück: »Lernen lernen« 155
  2.3. Das Herzstück: wo das Ziel ist, ist schon wieder der Anfang 158

3. DIE KUNST DES ÜBENS 159

4. MEISTERLICHES .160

  Übungsindex 161
  Literaturhinweis .165
  Die Autoren 167

> Erscheine wie Du bist
> und sei wie Du erscheinst.
> Rumi

I. EINFÜHRUNG
Reinhold Dietrich

1. Überblick - Inhaltliche Ziele

ENERGIE-DURCH-ÜBUNGEN wurde so konzipiert, daß es zwei grundlegende Anliegen in sich vereinigt:
einerseits ist es so aufgebaut, daß der Schwerpunkt auf der Übungspraxis liegt
und andererseits wurde es so geschrieben, daß jeder Mensch die Übungen leicht ausführen und mitvollziehen kann.

- Um die Praxis in den Vordergrund zu rücken wurde die Einleitung sehr knapp gehalten und der Theorieteil an das Ende des Buches gesetzt. Kurze und geraffte Theorieblöcke finden sich am Anfang jedes Kapitels und zum Teil im Kleingedruckten an den Seitenenden.
- Die Aphorismen am Beginn jeder Seite sollen Nahrung und Anstoß für Geist und Seele des Übenden sein und wollen den Bedeutungsumfang des »Übens« ins Bewußtsein rücken.
- Ein wichtiges Anliegen war, das vorliegende Buch gut zu strukturieren. Aus diesem Grunde wurden die Übungen von Beginn bis Ende durchnumeriert und in verschiedene Übungs-Programme untergliedert, die als Vorschläge und Hilfen gedacht sind.
- Weiters wurden die Übungen größtenteils so dargestellt, daß sie übersichtlich sind und der Text greifend und so gerafft wie nur möglich dasteht.
- Auch ein Übungsindex wurde zur leichten Handhabung am Ende des Buches erstellt.

Die Hoffnung der Autoren dieses Buches ist, viele Menschen zu motivieren in Bewegung zu kommen und in Bewegung zu bleiben

Es beginnt mit einer kleinen Übung
und endet mit etwas ganz Anderem.

2. Einführende Seiten

THESEN

(1) Es gibt nichts Schöneres als in Bewegung zu sein.
(2) Durch bewegende Übung wird alles leichter.
(3) Genügend körperliche Bewegung ist nicht Bedingung, aber sinnvollste Voraussetzung für ein gesundes Leben.
(4) Übungen verändern. Menschen, die in irgendeiner Form üben, sich bewegen, sind frischer, lebendiger, kreativer, kräftiger, jünger, sind anders.
(5) Jede Bewegung, Körperübung, schafft freie Kräfte, wirkt innerhalb subjektiv unterschiedlicher Grenzen energetisierend.
(6) Bewegung hebt das Lebensgefühl wesentlich.
(7) Zu einem effektiven (bioenergetischen) Übungs-Programm gehört wesentlich ein Teil Ausdauerbewegung dazu: Reinigung und Entgiftung, Anregung des Gesamtstoffwechsels, reichliche Sauerstoffaufnahme, Kräftigung und vieles mehr werden durch Dauerlaufen, zügiges Radfahren, ausdauerndes Schwimmen, flottes Berggehen und ähnliche Bewegungsformen gewährleistet. Siehe dazu Übung Nr. 14 des Grundübungs-Programmes »Dauerlaufen für Anfänger«.
(8) Menschen, die in Bewegung sind, werden gefühlsmäßig leichter bewegt und können mehr Anteil an den Mitmenschen und am Leben nehmen.
(9) Bewegung an sich lockert Verspannungen und Verkrampfungen, regt den Energiefluß an und verbessert die Konzentrationsfähigkeit spürbar.
(10) Gezielte bioenergetische Übungs- bzw. Bewegungsprogramme setzen Energie frei, da sie spezifisch charakterpsychologisch greifen.
(11) Wer die Bewegung liebt, schätzt den Sauerstoff; Voraussetzung für seine hohe Qualität ist eine gesunde Umwelt und intakte Natur.
(12) Gehen und Radfahren sollte wieder als hoher Wert erkannt werden, als Möglichkeit, für das persönliche Wohlbefinden notwendige Bewegung in den Alltag zu integrieren (s.a. Kapitel »Übnen im Alltag«). Ebenso gehören Menschen unterstützt, subventioniert, die bereit sind, ihr Auto - soferne dies beruflich und situativ möglich ist - aus tiefer Einsicht um eine gesunde Natur vier bis fünf Tage in der Woche freiwillig zu Hause stehen zu lassen.

**Die wahre Übung besteht darin,
immer mehr Mensch zu sein.**

Es ist möglich!

Es ist möglich und sinnvoll, Bewegung in das Alltagsleben einzubeziehen, nicht nur zur Bewahrung unserer körperlichen Gesundheit, unserer Lebensgrundlage, sondern zum Ziel des eigenen Wohlbefindens, als aktive Erholungsmöglichkeit, als einfachster Weg zu sich erneuernder und vermehrender Lebensfreude.

Auch Arbeit, die durch Bewegung unterstützt wird, nimmt einen ganz anderen Verlauf. Bewegung als Ausgleich und Ergänzung, als Regenerationsmoment zum Arbeitsalltag beschleunigt die Erholung, erhöht die Konzentration und läßt einem die Arbeit insgesamt leicht von der Hand gehen.

Es ist so einfach, daß es unglaublich ist:
Bewegung ist Grundlage allen Lebens, Bewegung schafft Freude und Zufriedenheit. Bewegung ist Weg durch sauerstoffreiche Gegenden zum Licht. Bewegung, Atmung, Licht, Vibration, Lebendigkeit, Achtung vor der Größe der Natur, fruchtbares Leben. Es ist so einfach und wir vergessen dieses Einfache so oft, so leicht.

DIE BEDEUTUNG DES »ÜBENS«

Das Leben eine Probe, eine Übung?
Üben tut gut. Üben ist lernen, ist wachsen. Der Körper ist unser Fahrzeug auf der Reise durch dieses Leben, der Körper ist Gefäß des Lebens.

Viele haben vergessen, daß lernen sich freuen bedeutet.

Lernen ist üben, ist wesentliche Freiheit des Seins. Wie können wir wieder und wieder neugierig werden, diese grundlegende Neugier zurückerobern, die wir als Kinder hatte? Ein Kind ist unermüdlich in seiner Lernfreude, unermüdlich in seiner spielenden Ausdauer, unermüdlich in der Entwicklung von Fähigkeiten, von Möglichkeiten, die in Fülle da sind und ergriffen werden wollen. Als Kinder waren die meisten von uns beinahe ununterbrochen in Bewegung; als Kinder waren die meisten von uns bewegt. Im Grunde genommen wissen wir schon, aber wir müssen uns erinnern.

Als Übende sollten wir alle hemmenden, langweiligen Lehrer vergessen und uns selbst lebendige Lehrer sein in Besinnung, Erinnerung und Dankbarkeit an lebendige Lehrer.

DER STELLENWERT DER ÜBUNGEN IN DER BIOENERGETIK

Manche Menschen meinen, die Bioenergetik bestehe in erster Linie aus einem spezifischen Körperübungs-Programm. Gefehlt. Richtig ist, daß die Bioenergetik in der Charakteranalyse, das heißt, der Entwicklung und dem Wachstum der Persönlichkeit besteht und daß spezifische Übungen eingesetzt werden können, um die persönliche Weiterentwicklung zu unterstützen. Durch die freien und zusätzlichen Kräfte, die man sich mit Hilfe der Bewegung schafft, kann man Lösungen viel leichter herbeiführen, kann man unbrauchbar gewordene Einstellungen verändern und neue Blickwinkel einnehmen und ausprobieren.

> **ÜBUNG ist notwendig. Sie muß der Gewöhnung eines
> widerspenstigen Stieres an seinen Stall ähneln,
> den man mit zartem Grün immer wieder hineinlockt,
> bis er das Umherstreunen von selbst läßt.**
> **R. Maharshi**

DAS GROUNDING-PRINZIP
(Erdungs-Prinzip)

■ DAS GROUNDING-PRINZIP IN SEINER WEITESTEN SINNPERSPEKTIVE

Mit Grounding, auf Deutsch »Erden«, wird in der Bioenergetik das Kontaktprinzip bezeichnet. Wer geerdet ist, steht mit sich selbst, mit seinen Mitmenschen und seiner Umwelt, der Natur und den Elementen intensiv in Beziehung, merkt, was in ihm selbst und um sich herum vor sich geht.

Das einzige, was uns in dieser Welt wirklich zu verbinden vermag und einander verstehend näherrücken läßt, ist Bewußtsein - bewußtes Sein -, Liebe und Mitgefühl. Wenn man Liebe und Mitgefühl sagt, soll man nicht falschen Altruismus meinen - eine verkehrte Form der Eigennützigkeit -, sondern eine innere Kraft (Energie), die sich immer mehr mit allen Seinsqualitäten und mit den unterschiedlichsten Wesen bewußt zu verbinden vermag. Dies ist letztendlich das hohe Ziel, wie wir Therapeuten in unserer Sprache zu sagen pflegen, »auf den Boden der Wirklichkeit zu kommen«.

■ DAS GROUNDING-PRINZIP IM ENGEREN SINNE

Mit Grounding wird zum anderen in der Bioenergetik eine Übungsmethode bezeichnet, die im Kleinen, im konkret Körperlichen beginnend, den Einzelnen mit den vielfältigen Kontakt- und Schwerkraftverhältnissen beschäftigen soll.

Konkret sieht das so aus, daß man zum Beispiel auf dem Boden stehend (sitzend, liegend) sich mit geschlossenen Augen darauf konzentriert zu spüren, wie der Körper gerade in der Ausatmungsphase mit seinem Gewicht, seiner Schwere auf den Boden drückt oder sogar in diesen gewissermaßen für einen Moment pulsierend hineingeht.

Von den bewußten Boden- und Schwerkraftübungen kann man übergehen,
- die unterschiedliche Beschaffenheit von belebten und unbelebten Körpern zu erforschen,
- mit Form- und Bewegungsqualitäten von Personen und Naturwesen, und ihren Rückwirkungen auf uns, übend zu experimentieren;
- die verschiedenen Luftqualitäten, ihre Auswirkungen auf unser Empfinden und unser Lebensgefühl zu untersuchen;
- mit Licht- und Farbqualitäten bewußt zu experimentieren;
- mit den Qualitäten der menschlichen Laute, Töne und Klänge, ihren Schwingungsfrequenzen und ihren Auswirkungen auf unser inneres Leben
- und uns zuletzt mit unterschiedlichen Denk-, Vorstellungs- und Bilderwelten und ihren massiven Wirkungen auf unsere Art des Lebens zu beschäftigen.

Diese erprobende und übende Beschäftigung bewegt sich auf einer Skala von äußerlich-physischen Inhalten der Betrachtung hin zu immer mehr innerlich-ideellen, die aber nicht im luftleeren Raum schweben, sondern alle durch Bewußtsein, Sinn und Empfindung miteinander verbunden sind.

**Wenn man wirklich und ganz in die Natur der Dinge eindringt,
gelangt man in ihre innere Natur.**

> Trainieren und Üben sind zweierlei:
> Training hat mit Verlust und Gewinn zu tun,
> Übung mit Lebensfreude.

II. PRAKTISCHER TEIL
Reinhold Dietrich

3. Die Übungen

A. WICHTIGE ÜBUNGSPRINZIPIEN KURZ GEFASST
Wie üben?

- **HÖRE AUF DEINEN KÖRPER**
  »Höre auf Deinen Körper, er hat in all seinen Äußerungen recht und gehe nicht von ehrgeizigen Vorstellungen aus, wie etwas zu sein hat.«

- **GEWALTLOSIGKEIT**
  Man sollte nie etwas mit Gewalt, Zwang oder Überdruck machen. Eine Ho-Ruck-Einstellung schadet und führt über kurz oder lang zu Verletzungen. Geduld und das Beachten der persönlichen Möglichkeiten und Grenzen ist angesagt, d.h. kein Schaden und keine Beschädigung darf und soll die Folge sein.

- **ATMUNG**
  Die Wissenschaft vom Atmen ist die höchste aller Wissenschaften.
  Es ist sinnvoll, jede Übung mit der Atmung zu beginnen; es ist sinnvoll, eher schon etwas vorzuatmen als aus falschen Gefühlen heraus möglichst wenig zu atmen und hinterher in Atemnot zu kommen. Laut unf tief zu atmen ist keine Schande, ist vielmehr sehr gesund.
  Ausnahme: Atemverhaltungsübungen.

- **PRINZIP DER BALANCE BEI BEWEGUNGSABLÄUFEN**
  Nach Möglichkeit ist zu jeder Bewegung im Anschluß auch die Gegenbewegung zu machen. Arbeitet man zum Beispiel mit Streckungen, macht man im Anschluß Beugebewegungen; arbeitet man mit kraftvollen Bewegungen, läßt man ihnen sehr feine folgen, usf.

**Bewußtes Leben gleicht
der Schönheit eines Übenden.**

Ausnahme: Wenn man bewußt in einer bestimmten Richtung übt, um eine wesentliche Erweiterung seiner Möglichkeiten zu erreichen, ist es sinnvoll, sich über lange Zeit in diese gewählte Richtung zu bewegen. Hat man z.B. kräftige Beine, aber schwache Arme, dann ist es sinnvoll, sehr viel mit den Armen zu arbeiten usf.

Häufig ist zu sehen, daß Menschen in jenen Bereichen am meisten üben, die sie sowieso beherrschen und jene Bereiche, die sie noch nicht zur Verfügung haben, vernachlässigen. Das ist natürlich legitim, die Frage ist, ob es auch sinnvoll ist, weil lustvolles Üben allerdings keine Bereiche kennt, die ausgelassen werden.

■ LANGSAM DEHNEN
   A. *Bei allen Übungen soll langsam gedehnt werden.*
   Sinn: Durch Druck und Gewaltakte (z.B. starkes Wippen, um mehr Dehnung zu erreichen) werden Bänder und Sehnen über die Maßen strapaziert, in Mitleidenschaft gezogen und letztlich ausgeleiert. Wir wollen aber, daß die angespannten oder verkrampften Muskeln nachgeben und wollen nicht Bänder und Sehnen schädigen, die den gelenkigen Verbindungen Festigkeit und Halt geben.
   B. *Der Dehnungsreflex:*
   Die Muskeln werden vom Dehnungsreflex gegen Überdehnung geschützt. Dieser Dehnungsreflex, ein Nervenreflex, der dem Muskel ein Signal zum Zusammenziehen erteilt, wird in Gang gesetzt, wenn durch Federn, Ungeduld oder Kraftakte Muskeln in Gefahr sind, überdehnt zu werden. Das Zusammenziehen und Verhärten der Muskulatur wäre genau das Gegenteil von dem, was man mit dem Dehnen erreichen möchte.

   DAHER: Nur durch geduldiges und atemaktives Warten erreicht man im dosierten Dehnungsvorgang das Nachlassen der Muskelspannung.
   Zu bedenken ist auch, daß die Dehnungsmöglichkeiten jeden Tag verschieden sind. Schematisches und mechanisches Vorgehen ist daher nicht zielführend und nicht sinnvoll.
   Wach und lebendig zu sein, bedeutet, in jedem Moment von Neuem bewußt zu bemerken, wie weit man gehen kann, wo die Grenzen sind.

■ EINIGE KONZENTRATIONSBEREICHE

   Von Außen nach Innen:

   - Hautsensationen, Muskeln und Muskelverspannungen
   - Atem (Bauch-Zwerchfell-Atmung, Brustatmung, Lungenspitzenatmung)
   - Körperräume und Kreislauf
   - Organwahrnehmung und Wahrnehmung der Drüsen
   - Wahrnehmung der Nerven und des Nervensystems
   - Konzentration auf die Knochen...

■ ÜBUNGSSCHWERPUNKTE SETZEN
   Günstig ist, sich vorher selbst einen Übungsschwerpunkt zu setzen. Das Einsetzen dieser Möglichkeit erfordert eine bewußt gesetzte Zielsetzung oder Einschränkung. Man kann zum Beispiel heute einmal darauf achten, sich zum Dehnen genügend Zeit zu nehmen und keinen falschen Ehrgeiz einzusetzen; oder man kann sich vornehmen, heute besonders

Üben heißt Üben...

Nacken- und Schultergürtel, den man, wie man zum Beispiel weiß, gerne ankrampft, durch verschiedene Bewegungen und Übungen weich zu machen und durchzuarbeiten; oder man nimmt sich als Übungsschwerpunkt besonders viel Zeit und Raum für umfangreiche Beckendehnungen usf. Vorsicht: Bitte nicht trainieren!

■ AUSREDEN-LISTE
Machen Sie sich eine Liste Ihrer Ausreden, warum Sie heute keine Übungen, keine Bewegung machen. Durch eine solche Liste, lernt man sich selbst schnell und gut kennen, vorausgesetzt, man ist dazu bereit, sich seine Ausreden bewußt zu machen, sich selbst zu erwischen.

■ CHARAKTERSTRUKTURELLES ÜBEN (»80 : 20 - PRINZIP«)
Jeder Mensch hat Stärken und Schwächen, dementsprechend ergeben sich sehr unterschiedliche Übungsziele, dementsprechend unterschiedlich sollte Wahl und Ausführungsart der Übungen sein.
Aus bioenergetischer Sicht sollten die Übungen je nach den persönlichen Eigenheiten (Charakterstruktur-Anteilen) aufgebaut werden. Dies zu tun, setzt aber schon sehr viel Wissen und Selbstkenntnis voraus.
Ein einfaches Prinzip strukturell sinnvoll zu üben, ist das »80 : 20 - PRINZIP«: zu 80 Prozent macht man Übungen, die einem liegen, leicht von der Hand gehen und Freude machen; die restlichen 20 Prozent beschäftigt man sich mit Übungen, die man gar nicht mag, die man sehr schwer oder unangenehm empfindet. Genau in diesen 20 Prozent liegt die Erweiterungs- und Wachstumsmöglichkeit, denn es ist anzunehmen, daß man genau jene Übungen subjektiv als unangenehm empfindet, durch die man die größten Chancen vorfindet, sich weiterzuentwickeln (Lebensparadox). Mit diesem Prinzip kann man, ohne viel über die Theorie wissen zu müssen, aus der eigenen Beobachtung heraus, sehr sinnvoll und wachstumsorientiert üben.

Das Rätsel des Lebens heißt: Bewegung.
Das Geheimnis des Lebens heißt: Atmen.
Wenn wir üben, verbinden wir das Rätsel mit dem Geheimnis. -
Fühlt sich das nicht wunderbar an?

B. BIOENERGETISCHES GRUNDÜBUNGS-PROGRAMM

■ GESUNDE AKTIVIERUNG - Dieses Grundübungs-Programm hat zum Ziel, den Körper insgesamt, obere und untere Körperhälfte zu aktivieren, zu lockern, zu energetisieren.

■ DAS BEWUSSTSEIN ERWEITERN - Üben heißt wiederholen. Wiederholungen sind nur dann sinnvoll, wenn jede Aktion wieder von Neuem ganz bewußt ausgeführt wird. In der Entwicklung, Entfaltung, Erweiterung unseres Bewußtseins liegt unsere Chance als Mensch. Diese eine, kleine, unscheinbare Bewegung mit einem enormen Bewußtseinshintergrund zu machen, ist etwas ganz anderes, als diese eine, kleine, unscheinbare Bewegung nebenbei, fast mechanisch auszuführen und dabei mit den Gedanken ganz woanders, abwesend zu sein. Es geht darum, zu lernen, in jedem Augenblick mit aller Intensität, Konzentration, Fassungskraft diese eine, kleine, alltägliche, aber sehr bedeutende Aktion mit Bewußtsein ganz zu durchdringen. Es geht darum, sich auf diese eine, alltägliche Sache so sehr zu konzentrieren, daß unsere Wahrnehmung und unsere Vernunft daran zu wachsen vermögen.

■ DER WERT DER WIEDERHOLUNG - Üben heißt, dieselben Dinge so lange bewußt zu wiederholen, bis man es in ihnen zur Meisterschaft bringt, bis man so weit in die Tätigkeiten eindringt, daß man selbst genau weiß, was man tut; bis man so genau weiß, was man tut, daß man dies auch anderen vermitteln kann.

■ ENTSTEHUNG VON WISSEN - Aus der Erfahrung, und das heißt durch die stete Wiederholung, bezieht man Wissen. Das Wissen aus erster Hand, das durch das eigene Tun, durch die eigene Praxis entsteht, ist in seinem Wert unschätzbar. Niemand kann einem hier etwas vormachen, etwas einreden, weil man selbst genau weiß, wovon man spricht: Souveränität. Aber wieviele Menschen sprechen von Dingen, die sie niemals gesehen, niemals selbst erfahren, niemals lange genug getan haben.
Zuerst heißt es, Dinge zu tun und dann ist es erst an der Zeit, diese Dinge fallweise sehr konzentriert zu bedenken.
Wer hat die Kraft, eine gute Übung ein Jahr lang konsequent zu machen. Eine Übung, die man ein ganzes Jahr konsequent macht, wird wie zu einem guten Freund.

**Bedenke:
Alles was Du tust, ist nur Vorbereitung
auf jene Augenblicke äußerster Glückseligkeit.**

Worte und Reden sind nur Annäherungen
an das, was man tut,
an das, was einem im tätigen Sein widerfährt.

ÜBERSICHT ÜBER DAS GRUNDÜBUNGS-PROGRAMM

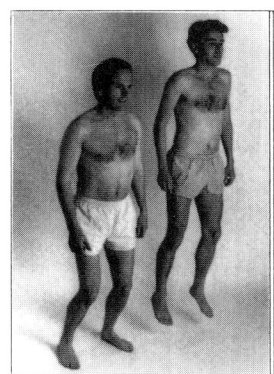
1. Springen am Stand

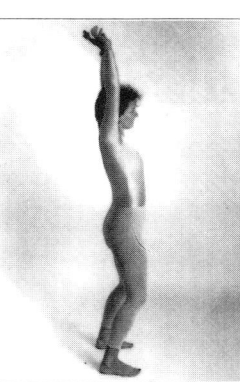
2. Rückwärtsbogen

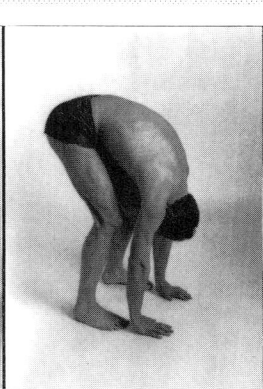
3. Vorwärtsbogen

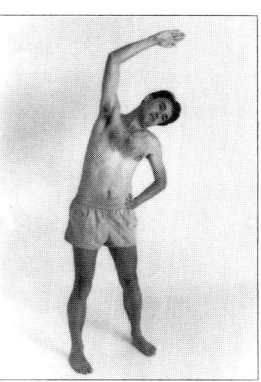
4. Seitwärtsbogen

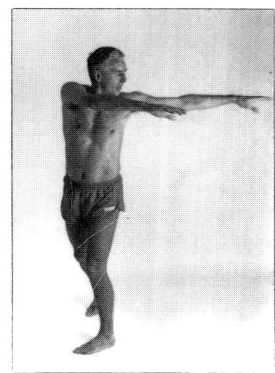
5. Seitliches Armschwingen

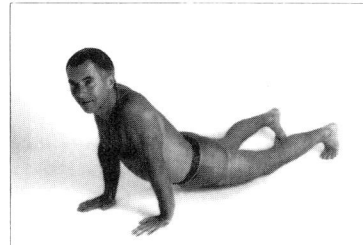
6a. Hängestütz

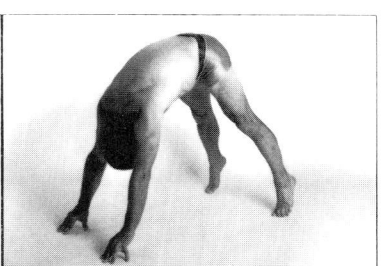
6b. Streckstütz

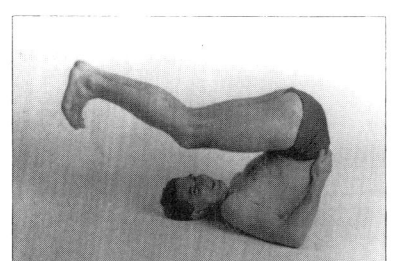
7. Vibrationspflug

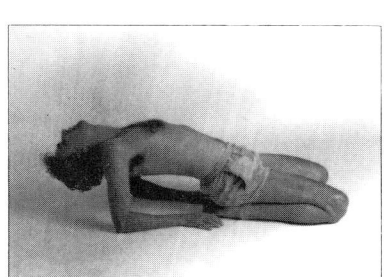
8. Knie-spreiz-Sitz mit Rückwärtsbogen

**Der Atem ist die Seele jedes sinnvollen Tuns.
Der Atem beinhaltet das Wunder des Lebens.**

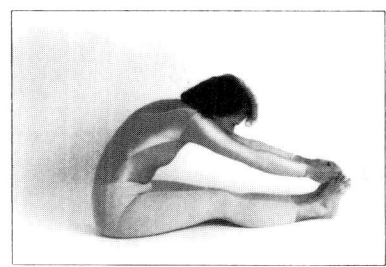
9. Sitzvorbeuge

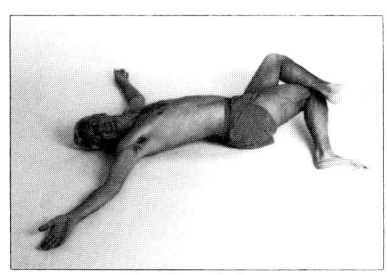
10. Beckendehnung

11. Grimassen schneiden

12. Eigenton

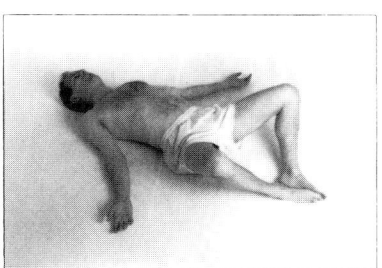
13. Schmetterlingsatmung

14. Dauerlaufen für
Anfänger

**Man sollte sich über gelungene Übungen nicht freuen
und über mißlungene nicht ärgern.
Lebensfreude stammt weder aus Erfolg,
noch aus vermiedenem Mißerfolg.
Lebensfreude stammt aus der rechten Praxis.**

1. Springen am Stand

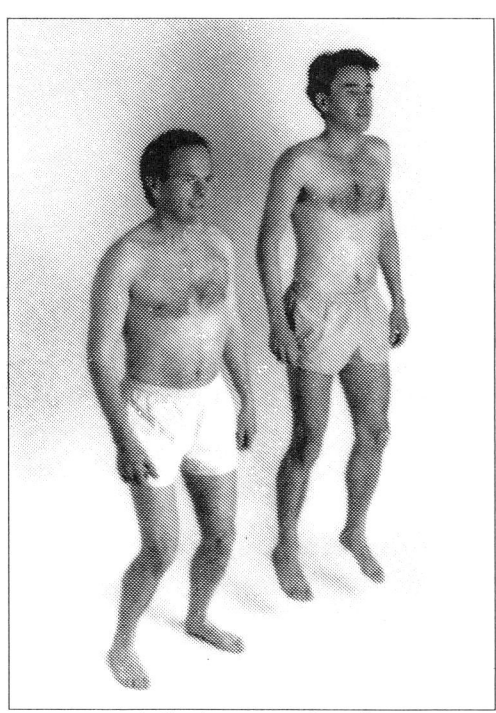

1. Springen am Stand

IM STEHEN - Schulterbreit stehen und am Stand springen. So springen, daß eine tiefe Atmung über einige Minuten hinweg entsteht (Aktivierungsphase des Übungs-Programms).

DAS HOCHSPRINGEN - nutzt man nur, um auf einen festen Stand mit den ganzen Fußsohlen kraftvoll und gefühlvoll hinzuspringen, ohne daß der Körper durch das Aufsetzen allzustark erschüttert wird und sich durch das sehr harte Aufspringen zusammenzieht.

AUSATMUNGSPHASE - Beim Aufsetzen der Fußsohlen jedes Mal stark ausatmen.

LAUTE AUSSTOSSEN - Mit jedem Aufsetzen der Füße einen Ton, Laut ausstoßen; dies entspannt und fördert den Energiefluß (siehe den Energieschrei in den östlichen Weisheitsdisziplinen wie »ju-do«, »karate-do«, »ken-do«, »aiki-do« usf.).

ZIEL DER ÜBUNG - Kräftigen der Beine. Aktivieren der Atmung, des Kreislaufs. Bewußtes Erden, das heißt, sich bewußt durch das Springen mit der Schwerkraft befassen, mit dem voll-ständigen Aufsetzen des Körpers auf dem Boden. Sich nur mit dem Aufsetzen der Füße auf dem Boden beschäftigen (Konzentrationskeim).
Sich nur mit dem Aufsetzen der Füße zu befassen, ist schwer genug; man merkt sehr bald, wie schnell die dichte Konzentration durch irgendwelche Gedankengebilde weggedrängt, eingeschränkt und unterbrochen wird.

**Üben bedeutet,
aus einem tiefen Wunsch heraus
ein Ziel vor Augen zu haben und dorthin immer wieder zu gehen,
bis es von selbst geht.**

2. Rückwärtsbogen

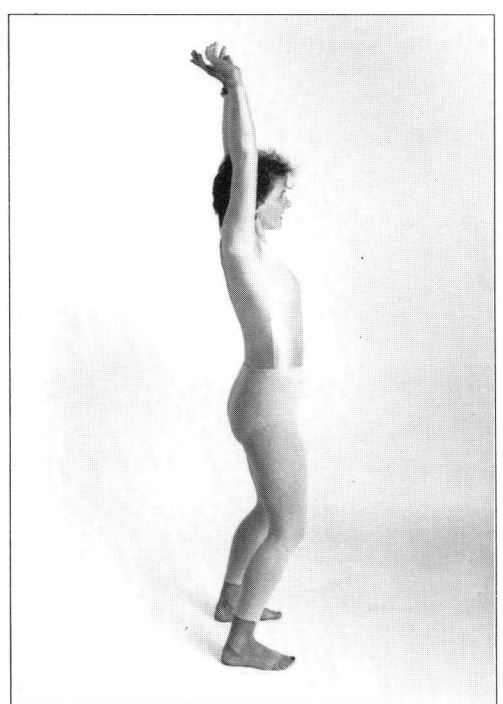

2. Rückwärtsbogen

SCHULTERBREIT STEHEN -
FÜSSE UND KNIE - sind schulterbreit und parallel, die Knie sind und bleiben leicht gebeugt.
DIE ARME - werden, indem man sie zusammenhält hochgestreckt; die gestreckten Arme befinden sich während des gesamten Bogenstandes etwas hinter den Ohren.
DER KOPF - bleibt aufrecht, der Blick nach vorne gerichtet.
RÜCKWÄRTSBOGEN BILDEN - Der Körper bildet als Ganzes einen sanften Rückwärtsbogen. Die Knie- und Hüftgelenke bleiben offen und unversteift, so daß der Körper, das Becken, trotz der Bogenhaltung in der Ein- und Ausatmung beweglich bleibt.
BAUCH UND BECKEN - Man verstärkt langsam den Bogen, indem man Bauch und Becken nach vorne kommen läßt, bis von unten her Vibrationen zu bemerken sind, die aufsteigen, den ganzen Körper mehr und mehr erfasssen können. Die Wellen laufen von unten nach oben, wenn möglich bis ins Gesicht. Keine Angst vor Schwingung, Vibration; vom Leben erfaßt zu werden, ist höchstes Glück.

INTENSIV-VARIANTE - Wer sich von der Intensität her noch weiter traut, kann den Kopf bei Beibehaltung des Rückwärtsbogens langsam ganz nach hinten zurücksinken lassen, den Kiefer läßt man im entstehenden Zug aufgehen. Wahrscheinlich wird sich die Vibration sehr rasch intensivieren. Der Körper vibriert nicht jeden Tag mit derselben Intensität, manchmal mehr, manchmal weniger. Vom Prinzip her bewegt man sich gut, wenn man nichts erzwingt.
ENDE DER ÜBUNG - Man beendet die Übung mit dem Vorwärtsbogen, Übung Nr. 3 (Gegenbewegung zum Rückwärtsbogen).
ZIEL UND WIRKUNG - Durch das kontinuierliche Strecken werden Muskelverspannungen, Verkürzungen der Muskulatur aufgehoben. Das Entstehen von grob- und feinschlägiger Körpervibration bedeutet das Entspannen angekrampfter Muskelgruppen. Der Körper kann in der Streckung - wenn auch nicht ohne gewissen Zug, Druck und Anstrengung - langsam nachgeben, die Atmung vertieft sich, das Zwerchfell wird gedehnt, Beine und Becken beginnen zu vibrieren, zu leben.

**Üben bedeutet,
konzentriert
das als Wertvoll Erkannte zu praktizieren.**

3. Vorwärtsbogen

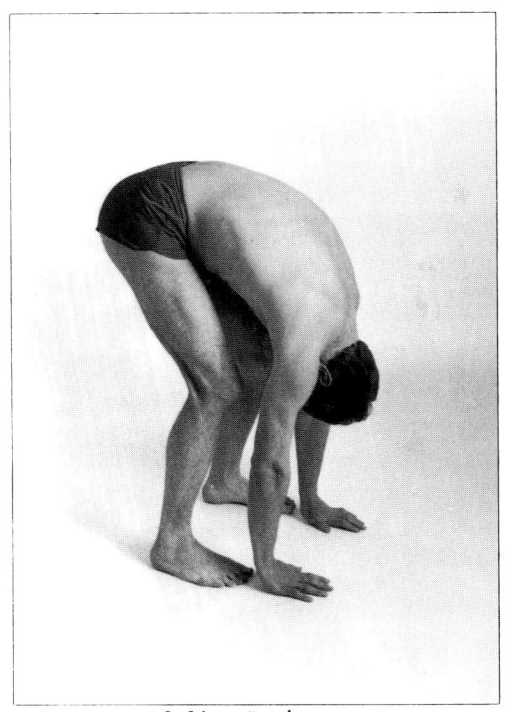

3. Vorwärtsbogen

IM STEHEN - Füße und Knie parallel und schulterbreit. Die Knie bleiben leicht gebeugt und werden nicht zusammengedrückt.

OBERKÖRPER - Kopf und Arme baumeln herab. Die Handflächen oder Fingerspitzen werden knapp vor den Füßen auf den Boden aufgelegt.

STRECKEN DER BEINE - Zwischen Gesäß und Fersen werden die Beine sanft gestreckt, ohne die Knie gänzlich durchzustrecken und ohne die Hände vom Boden zu nehmen. Das leichte bis mittlere Ziehen auf der Rückseite der Beine, des Körpers nimmt man bewußt in Kauf, ohne die Spannung zu übertreiben. Auch hier können Vibration und Zittern in den Beinen, im Körper entstehen.

ANGESPANNTE MUSKELN AUSLASSEN - Bemerkt man, daß man unbeteiligte Muskelgruppen (Gesäß, Nacken, andere Körperbereiche) anspannt, ist es günstig, diese angespannten Anteile bewußt immer wieder zu entspannen (Selbstkorrektur).

ENDE DER ÜBUNG - Mit dem Rückwärtsbogen, Übung Nr. 2. Zwischen Vorwärts- und Rückwärtsbogen öfters hin- und herarbeiten.
ZIEL UND WIRKUNG - Dehnen der Körperrückseite, Beugen der Vorderseite des Körpers, Verbeugung! Manche brauchen zur Erweiterung mehr den Rückwärts-, andere mehr den Vorwärtsbogen. Was einen bei diesen beiden Übungen weiterbringt, merkt man zumeist daran, welche Übung einem schwerer fällt. Das, was einem schwerer fällt, kann man entwickeln, hier liegen die Entwicklungsmöglichkeiten.
Weitere Ziele sind das Auslassen, das Fallenlassen des gesamten Oberkörpers, des Kopfes, der Arme. Wie im Kopfstand werden im Vorwärtsbogen die Strömungsverhältnisse im Oberkörper und Kopf umgekehrt, was ungemein hilfreich und gesund ist.
Dehnen und Entspannen der gesamtenRrückseite, der großen und kleinen Gesäßmuskeln. Gesäß ist Beckenrückseite, seine Dehnung wirkt sich durchblutungsfördernd auf die Muskulatur des Beckens und Beckenbodens aus.

Gesundheit, Anmut, Harmonie,
Glückseligkeit sind Wege zu
guten Übungsplätzen.

4. Seitwärtsbogen

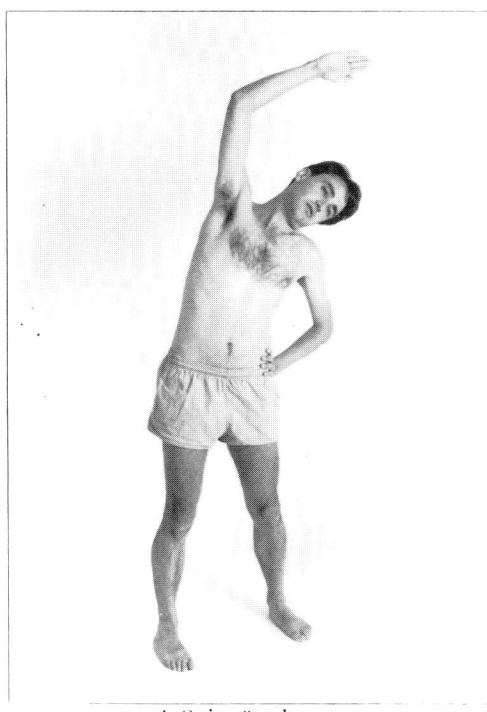

4. Seitwärtsbogen

SCHULTERBREITER STAND
ARMPOSITIONEN - Die eine Hand wird lokker in die Taille eingestützt, während der andere Arm an der Außenseite genau über dem Kopf seitlich gestreckt wird, den Ellbogen möglichst wenig dabei abwinkeln. Man streckt den Arm so über dem Kopf, als ob man seitlich nach etwas greifen wollte.
BEIDE KNIE - bleiben während der ganzen Übung leicht und gleich gebeugt. Die Kniegelenke sollen im Prinzip bei keiner Übung durchgestreckt werden (außer es wird ausdrücklich im Text angegeben); bei unversteiften Kniegelenken bleibt der Energiefluß durch den Körper gewährleistet.
SEITLICHES HINAUSLEHNEN - Nun lehnt man sich seitlich langsam hinaus, sodaß die Außenseite des Körpers immer mehr gestreckt wird. Dieses Streckung wird nicht durch Muskelkraft oder durch Druck erreicht; vielmehr soll sich der Körper durch gutes Atmen und Einnehmen der angegebenen Position in geduldigem Abwarten durch sein Eigengewicht langsam von selbst dehnen.
KOPF UND OBERKÖRPER - seitlich hängenlassen, das Ohr geht zur Schulter. Der Oberkörper soll nicht nach vorne überrollen. Oberkörper und Kopf schauen während der ganzen Übung genau nach vorne, währenddessen der gesamte Körper sich seitlich biegt.
Dann die Seite wechseln.

ZIEL DER ÜBUNG - Die seitliche Körpermuskulatur wird erheblich gedehnt. Es entsteht eine enorme Dehnung der Flanken, die sonst nur mit wenigen Übungen so effektiv erreicht werden kann. Dehnen sich die Flanken, dehnt sich auch das Zwerchfell.
Dehnen der seitlichen Nackenmuskulatur

**Üben ist keine turnerisches unterfangen,
ist in Wahrheit kein Zeitvertreib,
sondern eine Angelegenheit
auf Leben und Tod.**

5.   Seitliches Armschwingen

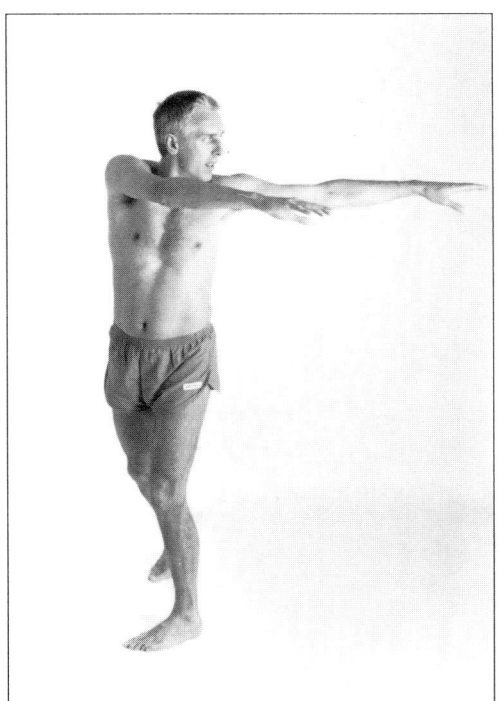

SCHULTERBREIT STEHEN - Mit beiden Armen zugleich locker und fließend seitlich schwingen, so als ob man seine Arme drehend wegwirft.

DER KOPF - wird in die Drehrichtung der Arme mitgedreht.
Man sucht sich genau hinter dem Körper in Augenhöhe einen Punkt, den man bei jeder Drehung mit den Augen anpeilt und festhält (Gleichgewicht!); während des Drehens läßt man die Umgebung an den Augen vorbeigleiten, ohne irgendetwas in scharfer Einstellung festzuhalten.

DIE WIRBELSÄULE - bleibt ganz aufrecht, man atmet rhythmisch zum seitlichen Armschwingen.
Einige Zeit schwingen und die entspannende Bewegung genießen.

5. Seitliches Armschwingen

ZIEL UND WIRKUNG - Die siebzig bis achtzig Gelenke der Wirbelsäule werden bewegt, durchblutet. Das Verschmelzen und Verwachsen der Wirbel wird verhindert. Um das Verwachsen des fünften Lendenwirbels im Alter zu verhindern, ist es vonnöten, sich mit dem Drehsitz des Yoga, siehe Übung Nr. 140 und 141, eingehend zu beschäftigen. »Alte« Menschen sind durch ihr steifes Kreuz zu erkennen. Der Drehsitz ist wunderbar beschrieben in: »Yoga für Menschen von heute«, Andre van Lysebeth, siehe Literaturverzeichnis.
Das Schwingen und Drehen ist eine gute und starke Augenübung und bewirkt außerdem einen Bewußtseinswechsel, einen Bewußtseinswandel, eine Bewußtseinserweiterung. Eine effektive Übung verändert über die Zeit das Bewußtsein des Übenden.

**Aus bewußten Zielen werden Übungen.
Durch Übungen erreicht man Ziele.**

6. Hänge- und Streckstütz

HÄNGESTÜTZ - Im Liegen den Körper durchhängen lassen, ohne den Boden zu berühren oder am Boden aufzuliegen.
DIE BEINE - sind leicht geöffnet, man steht auf den Zehenballen.
DIE ARME - sind ziemlich gestreckt, aber nicht durchgestreckt.
DER KOPF - wird sanft zurückgerollt, der Blick geht nach oben, der Mund öffnet sich, der Kiefer wird locker fallengelassen.
Dann verharrt man atmend einige Zeit in dieser Position.

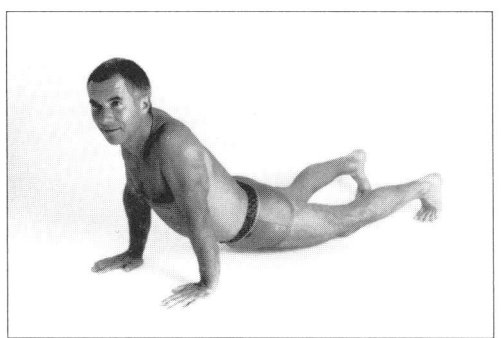

6 a. Hängestütz

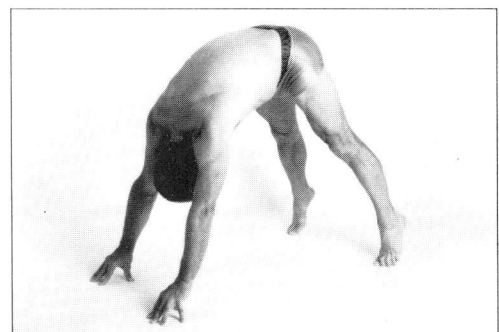

6 b. Streckstütz

STRECKSTÜTZ - Nach einiger Zeit (ist subjektiv verschieden) wechselt man, ohne den Körper am Boden abzulegen, in den Streckstütz.
DAS GESÄSS - Das Kreuzbein wird möglichst weit zum Himmel hochgedrückt und dort gehalten.
BEINE UND ARME - sind gestreckt; man steht auf den gestreckten Zehenballen. Wer kann, steht statt auf den Handflächen auf den Fingerspitzen.
DAS KINN - wird an die Brust herangezogen und dort gehalten.

KONZENTRATION - Man konzentriert sich auf die Atmung, die Muskeln, die Körperräume und körperlichen Empfindungen, auf die Stellen, an denen die Übung zu greifen beginnt.

ZIEL UND WIRKUNG - Kräftigen der Arme und Beine. Gerade die Gruppe von Menschen, die schwache Arme und Beine hat, wird als erste bei diesen Übungen ausweichen und vorgeben, sie seien für sie zu anstrengend. Beobachten Sie sich selbst. Erinnern Sie sich an das »80 : 20 - Übungsprinzip« der Einleitung.
Durch das kräftige Einsetzen der peripheren Körperanteile, erfolgt eine Entlastung und Entspannung der Körpermitte. Wenn man sich auf die Körpermitte konzentriert, bemerkt man im Bauch- und Beckenraum ein feines Zittern, schwingende Bewegungen, lösende Empfindungen.
Dieses großangelegte Strecken ist sehr hilfreich für Menschen, die ihren Körper aus Gewohnheit gebeugt halten (Rundrücken, pyknische Tendenz); die Streckbewegungen sind diesen Personen vorerst eher unangenehm, können aber mit der Zeit enorme Erleichterungen bewirken.

Übung macht den Meister.

7. Vibrationspflug

BEGINN MIT DER KERZE - Der Vibrationspflug ist in seiner Grundposition dem Yogapflug sehr ähnlich. Es ist günstig, die Übung mit einer locker ausgeführten Kerze zu beginnen, damit sich die Strömungsverhältnisse der Körperflüssigkeiten auf die Umkehrung etwas einstellen können.
BEINHALTUNG - Man läßt die Beine etwa zehn Zentimeter geöffnet, langsam hintenübergleiten. Man öffnet die Beine deshalb nicht weiter, weil sonst zu viel Spannung in den Schenkeln entsteht.
RÜCKEN ABSTÜTZEN - Man stützt mit den Händen den Rücken und konzentriert sich darauf, was im Körper (Haut, Muskeln, Organen, Atmung) geschieht.
JETZT KOMMT DER WESENTLICHE TEIL - Die Beine werden im Unterschied zum Yogapflug nicht ganz bis auf den Boden zurückgelassen; sie werden etwa parallel zum Boden gehalten.
STRECKEN DER BEINE - Die Zehenspitzen werden zum Kopf gedreht, die Beine werden mit mittlerem Krafteinsatz zwischen Gesäß und Fersen einige Minuten gestreckt gehalten. Bei richtiger Ausführung sollte nach einiger Zeit eine stärker werdende Vibration in den Beinen und im Becken aufkommen. Die Streckung so dosieren, daß diese Vibrationen unterstützt werden.

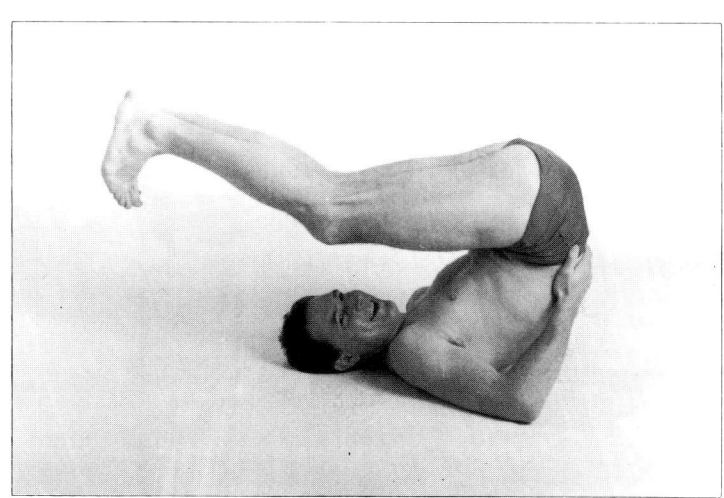

7. Vibrationspflug

ENDE DER ÜBUNG - Man rollt den Rücken, indem man ihn gut mit den Händen abstützt, langsam und behutsam ab. Für einige Minuten bleibt man ruhig auf dem Rücken liegen, damit die Durchblutung in den gedehnten Gelenken der Wirbelsäule stattfinden kann.

ZIEL UND WIRKUNG - Der Wert und die Bedeutung der Umkehrung des Körpers in der Schwerkraft wird in vielen Yogabüchern ausführlich beschrieben (siehe auch »the hanged man« im Tarot).
Durch die eingenommene Übungsposition wird die Bauch-Zwerchfellatmung, ohne daß man daran denken müßte, praktisch nebenbei in Gang gesetzt. Brustatmer (Fehlatmung) können gar nicht anders, als in dieser Position ihre Zwerchfellatmung zu nutzen.
Intensive Dehnung und Durchblutung des Nackens (Auflösen von Halsstarrigkeiten, Hartnäckigkeiten); kräftige Anregung der Schilddrüse.
Durch das oben angegebene Strecken der Beine sollte mit der Zeit eine starke Vibration in der gesamten unteren Körperhälfte ausgelöst werden. Diese Vibration - bei manchen wird auch ein Reißen entstehen - gilt es zu entfachen, zuzulassen und geraume Zeit durch den Körper laufen zu lassen, damit die Entspannung der Beine und des Bauch-Beckenraumes - oft auch direkt spürbar in den Genitalien selbst - lange genug wirken kann.

> Es geht nicht so sehr darum, was ein Mensch war und ist.
> Viel wichtiger ist, wonach der Mensch zeitlebens strebt.

8. Knie-Spreiz-Sitz mit Rückwärtsbogen

NIEDERKNIEN
UNTERSCHENKELSITZ - Man setzt sich langsam auf die Unterschenkel und auf die gestreckten Füße. Dies ist für Männer erfahrungsgemäß meist schwieriger als für Frauen.
DIE BEINE - werden geschlossen gehalten. Wer Schwierigkeiten hat, stützt sich zuerst mit den Armen und Händen vor den Knien, dann hinter dem Gesäß vom Boden gut ab, damit die Vorderseite der Beinmuskulatur und die steifen Fußgelenke langsam nachlassen können. Nicht zwischen die Beine hinuntersetzen, sondern die Beine geschlossen halten.
RÜCKWÄRTSBOGEN - Wer weiter dehnungsfähig ist, stützt sich mit den Händen weit hinter dem Körper ab, läßt den Kopf zuerst zurücksinken und läßt sich dann, soweit es geht, mit dem Oberkörper zurück. Während des Zurückbeugens wird der Brustkorb in der Einatmungsphase bewußt gedehnt. Wer noch weiter gehen kann, stützt sich auf die Ellbogen und läßt sich behutsam ganz nach hinten.

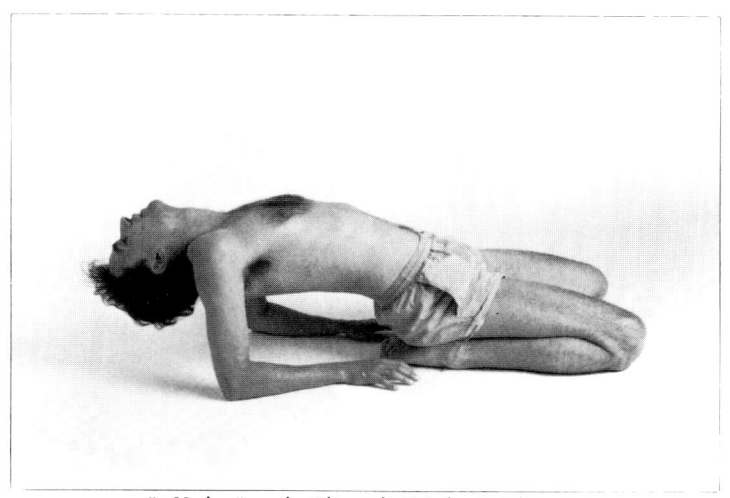

8. Knie-Spreiz-Sitz mit Rückwärtsbogen

ENDE DER ÜBUNG - Man richtet sich wieder auf und läßt sich auf den Unterschenkeln sitzend nach vorne, bis der Kopf auf dem Boden liegt, und entspannt so eine Weile.

ZIEL UND WIRKUNG - Intensives Dehnen der Fußgelenke und aller Muskeln der Körpervorderseite. Dehnen des Brustkorbes (Zwerchfell, Brustexpander) wie auch des Halses und der Kehle

- Inneres Üben -
Diejenigen, die können, können auch tolerant sein, toleranter als andere;
denn: Können ist eine Frage des Wissens
und Weisheit eine Frage der Toleranz.

9. Sitzvorbeuge

DER SITZ - Man setzt sich mit ausgestreckten Beinen auf den Boden und läßt sich langsam mit dem Oberkörper nach vorne sinken.
DIE ARME UND HÄNDE - Je nach Beweglichkeit des unteren Rückens hält man sich mit den Händen irgendwo im Bereich der Unterschenkel an oder man hakt mit den Zeigefingern in die großen Zehen ein. Man hält diese Beugehaltung mit sanftem Zug über längere Zeit, so daß die Wirbelsäule mit Hilfe des Eigengewichts und mit Hilfe der tiefen Atmung praktisch von selbst unter Einsatz von Geduld Stück für Stück gebeugt und gedehnt wird.
DIE KNIE - werden während der gesamten Dehnungszeit gestreckt gehalten.

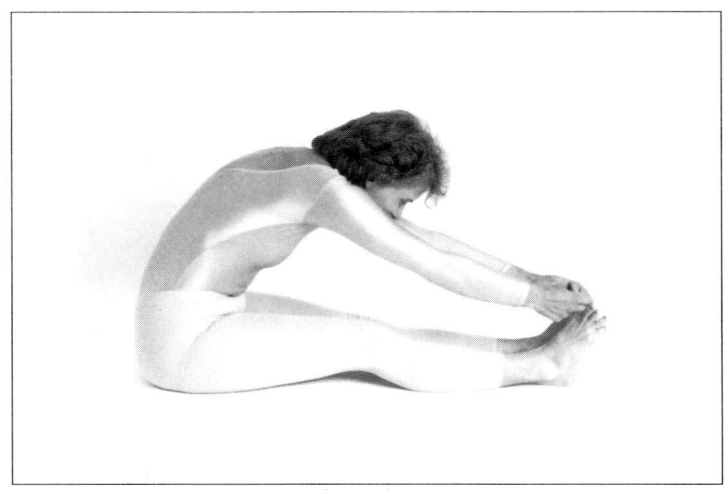

9. Sitzvorbeuge

ZIEL UND WIRKUNG - Während der »Vibrationspflug«, Übung Nr. 7, vor allem die obere Hälfte der Wirbelsäule dehnt, dehnt und kräftigt die Sitzvorbeuge die untere Körperhälfte. Die Muskeln der Körperrückseite werden insgesamt gut gedehnt.
Die Eingeweide des Bauches und der Intestinaltrakt werden komprimiert und dadurch angeregt.
Durchblutung der Zwischenwirbelräume und des unteren Abschnitts der Wirbelsäule.

- Inneres Üben -
**Lieben bedeutet,
damit zu beginnen.**

10. Beckendehnung

RÜCKENLAGE - *Man legt sich mit aufgestellten Beinen auf den Rücken und breitet die Arme genau seitlich aus.*
DIE BEINE - *Dann schlägt man das rechte Bein über das linke und läßt das linke Bein durch das Eigengewicht des übergeschlagenen rechten Beines nach rechts bodenwärts sinken.*
KOPF UND AUGEN - *Zugleich dreht sich der Kopf stetig nach links, also in die entgegengesetzte Richtung, die Augen schauen zur linken Hand.*
Ist die Dehnung insgesamt befriedigend, wechselt man die Seite.

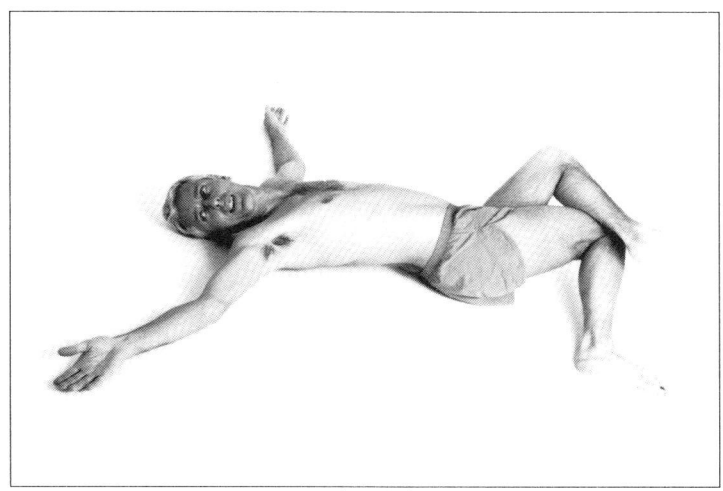

10. Beckendehnung

ZIEL UND WIRKUNG - Vor allem werden die Beckenmuskeln gedehnt und gelockert. Die Wirbelsäule wird zusätzlich um ihre eigene Achse insgesamt sanft gedreht, was eine vermehrte Durchblutung und folglich Anregung des Nervensystems bewirkt. Diese Drehung der Wirbelsäule ist auch mit der Übung Nr. 5 auf andere Weise angesprochen worden.
Die Drehung findet sich in intensivster Weise in Übung Nr. 140, 141 im Drehsitz.

**Im ersten Moment ist diese eine Übung phantastisch!
Nach einem Monat beginnt sie langweilig zu werden.
Nach einem halben Jahr fragt man sich, wieso man diese Übung überhaupt durchführt.
Nach zwei Jahren wundert man sich, wieso man nicht schon viel früher auf eine so gute Sache gestoßen ist.
Nach weiteren zwei Jahren möchte man nur mehr diese Übung den ganzen Tag machen.
Nach sehr langer Zeit weiß man vielleicht, daß diese Übung sehr heilsam ist, aber braucht sie nicht mehr.
Nach weiteren fünf Jahren entdeckt man vielleicht, daß es günstig ist, von vorne zu beginnen.**

11. Grimassen schneiden

RÜCKENLAGE - Man legt sich auf den Rücken und stellt die Beine auf. So liegt die Wirbelsäule voll am Boden.
Grimassieren - Dann beginnt man mit geschlossenen Augen alle möglichen Grimassen zu schneiden, bezieht auch Mund, Kiefer und Zunge mit ein. Mit der Zeit macht man Laute, Töne, Schreie dazu; man erprobt seine Ausdrucksmöglichkeiten; man spielt zum Beispiel nicht nur einen wilden Tiger, man wird zu ihm; oder man wird zu einem lallenden Betrunkenen, man spielt den Ausgeflippten, den Naiv-Schelmischen, den Opernstar, läßt sich von den verschiedenen Rollen, Tönen und Gesichtsbewegungen mitnehmen, läßt sich haltlos treiben, ist ein bissiger, bellender Hund, lacht die ganze Welt aus usf.
Man läßt die Bewegungen und Rollen entstehen, gibt ihnen ungehemmt nach, läßt kleine Gesichtsbewegungen größer und größer werden, überspitzt den Ausdruck, überzeichnet bewußt und mit Lust, läßt den Körper am Ausdruck ganzheitlich teilnehmen.

ZIEL UND WIRKUNG - Ausgiebiges Grimassieren lockert die mimische Muskulatur, bearbeitet die »soziale Maske« und entwickelt die Ausdrucksfähigkeit. Wir alle sind mehr oder weniger gewohnt, unser Alltagsgesicht, unser soziales Gesicht, unsere Maske aufzuhaben, nicht zu zeigen, wie es uns wirklich geht, bis wir es oft selbst nicht mehr wissen, oder nur mehr glauben, es zu wissen.
»Das Gesicht verlieren zu können« ist für viele Menschen sehr erleichternd.
Die Beweglichkeit eines Menschen zeigt sich in seiner Rollenflexibilität und in seinem Rollenrepertoire, diese wiederum bedarf des mimisch-gestischen Ausdrucks.
Man braucht sehr viele verschiedene Möglichkeiten als Mensch, um sich in den unterschiedlichsten Situationen des Alltags gut bewegen zu können.
Diese Übung fördert das spielerische Experimentieren mit verschiedenen, auch fremden Rollen, Rollen aus tierischem und menschlichem Bereich (Förderung und Erweiterung des Identitätsgefühls).

Eine Frage stellt sich immer stärker für den Übenden: »Was ist der Sinn meines Lebens?«
Hat er die Kraft sich dieser Frage zu stellen, wird er weiterüben und sich mit der Zeit des Wunderbaren erinnern.
Hat er nicht genügend Kraft, wird er alles vergessen und sein Leben weiter in Dunkelheit darben.

12. Eigenton

RÜCKENLAGE - *Man legt sich mit aufgestellten Beinen auf den Rücken.*
Dann schließt man die Augen und beginnt sehr sanft bei jeder Ausatmung einen Ton auf »a« zu singen. Je nach innerer Tagesverfassung wird sich der Ton von selbst unterschiedlich entwickeln. Man achtet darauf, daß sich der Ton von innen heraus, wie er will, entwickelt und entfaltet. Dies kann bedeuten, daß es die ganze Zeit sehr leise aus einem heraussingt, oder daß der Ton sehr kräftig, stark oder urgewaltig, dröhnend hervorkommt. Auf jeden Fall soll der Ton nicht gemacht werden, sondern aus dem Innern entstehen.
Ideal ist, wenn man sich nach und nach ganz in diesen Ton »a« hineingeben kann, sodaß der Körper insgesamt zu schwingen beginnt.

ZIEL UND WIRKUNG - »a« ist der zentrale Vokal, er umfaßt alles, ist der weiteste von allen und verbindet alles ins Eine. Aber, probieren Sie es selbst und bleiben Sie nach ein paar Minuten, oder nach einer halben Stunde Singen des Eigentons ruhig liegen, dem Ton nachlauschend und in sich, in die große Leere hineinhorchend, und was dieser einfache Gesang in Ihnen anzustoßen vermag. Jeder Körper hat einen eigenen Ton, seine ihm eigene Schwingung, und dennoch führt jeder Raum ins Ungewisse.

ZU DIESER ÜBUNG EINEN KURZEN MYTHOS ÜBER SINN UND WESEN DES KLANGS.

DIE WELT UND GOTT IST KLANG
Erzählung eines alten Brahmanen aus Bali

Gott Shiva saß einst auf dem Berge Mahamero. Da hörte er aus der Ferne sanfte Töne, wie sie ihm zuvor nie begegnet waren. Er rief den weisen Narada zu sich und sandte ihn nach den Einsiedeleien im Himalaya mit dem Auftrag zu erforschen, woher diese Töne kamen. Narada machte sich auf den Weg.
Nach Jahren der Wanderschaft kam er zur Einsiedelei des weisen Tereda. Dort klangen die Töne stärker. Er trat durch die niedere Türe ein. Tereda erklärte ihm lächelnd, daß die wundersamen Töne ihren Ursprung in der Tat auf seinem Gelände hätten. Die Einsiedelei sei von einem großen Bambushag umgeben, er selbst habe die Bambusrohre durchlöchert und miteinander verbunden. Wenn der Wind durch die Löcher blase, erklängen die verschiedensten Töne. Der weise Tereda sei so von seiner Entdeckung entzückt gewesen, daß er eine ganze Reihe durchlöcherter Bambusrohre als Klangkörper auf einem Baum befestigt habe, aus keinem anderen Grunde als fortwährend Wohllaut zu erzeugen.
Narada kehrte zu Gott Shiva zurück und berichtete ihm, was er erfahren hatte. Shiva beschloß, daß die Bambuskörper die Grundlage der Musik werden sollten. Durch sie werde den Menschen die Möglichkeit gegeben, zu erfahren, was Schönheit sei und danach ihr Leben zu gestalten. Dies vernahmen alle balinesischen Priester. Sie sagten es den Menschen, und diese richteten sich danach und deshalb ist ihr Leben geordnet und schön, denn, es ist der Klang, der das Leben macht.

aus: Ernst-Joachim Berendt »Die Welt ist Klang«, Teil 1, Tonkasette 2.

**Die Weite des Bewußtseins des Übenden
macht jede Übung einzigartig.**

13. Schmetterlingsatmung

RÜCKENLAGE - Man liegt am Rücken und setzt die Füße aufgestellt knapp nebeneinander auf. Die Arme liegen seitlich. Mit geschlossenen Augen konzentriert man sich auf die Ausatmung und Einatmung, Ausatmung und Einatmung.

KNIEBEWEGUNG UND ATEMRHYTHMUS - In der Einatmungsphase öffnet man beide Knie leicht und dreht beide am Boden liegenden Arme mit den Handflächen nach oben.

In der Ausatmungsphase schließt man die Schenkel und Knie, während man die Arme wieder nach innen dreht, sodaß die Handflächen wieder zum Boden zeigen.

Das Öffnen und Schließen der Schenkel bzw. Knie und das öffnende und schließende Drehen der Arme soll vom Bewegungsumfang nur so weit gehen, daß dies während des Atmens ganz leicht und anstrengungslos zu tun ist. Das heißt, die Bein- und Armbewegungen sind eher klein.

SYNCHRONIZITÄT VON ATMEN UND BEWEGEN - Es geht um das rhythmische Ein- und Ausatmen und das synchrone Öffnen und Schließen des Körpers, sanft wie ein Schmetterling.

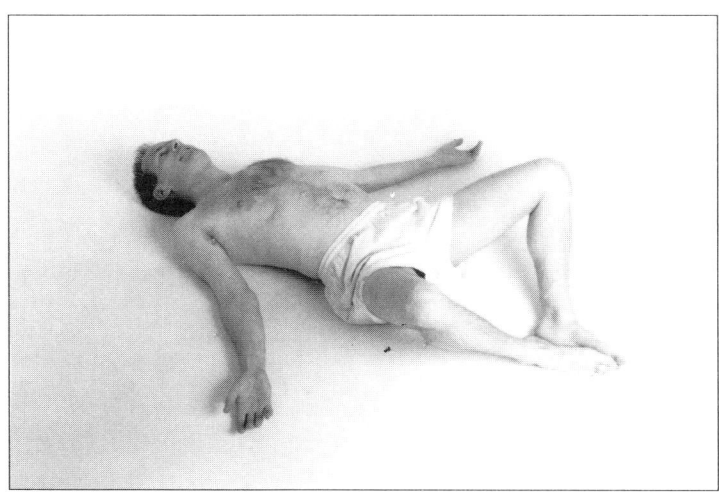

13. Schmetterlingsatmung

ENDE DER ÜBUNG - Nach einigen Minuten kommt man wieder langsam zum Stillstand. Man bleibt mit geschlossenen Augen am Rücken liegen und bewegt nun ganz langsam (wie in Zeitlupe) die Schenkel (ohne Atemrhythmik) auseinander, nicht zu weit, und wieder etwas zusammen und sucht jene Stelle, an der die Beine am meisten zittern oder zu zittern beginnen. Man trachtet mit kleinen Bewegungen der Schenkel an der Stelle der stärksten Vibration zu bleiben und läßt die Vibration - so weit es möglich ist - sich ausbreiten. Keine Angst, dies ist die beste und tiefste Massage für den Körper. Genießen Sie die Vibration, solange es Ihnen gefällt.

ZIEL UND WIRKUNG - Diese Übung ist bewußt als Entspannungsphase an das Ende der ganzen Übungssequenz gesetzt. An den Beginn wurde das »Springen am Stand« als Aktibierungsphase gesetzt. Die »Schmetterlingsatmung« ist jedoch ungemein enspannend. Sie sieht harmlos aus, ist jedoch sehr effektiv. Durch die sanfte, fließende Rhythmik der Bewegungen, entsteht ein großes Maß ausgleichenden Energien, vor allem dann, wenn die Konzentration ganz bei Atmung und Körperbewegung bleibt, ohne daß der Verstand auf irgendwelche Nebengeleise abschweift.

Wer gut gehen kann, dem geht es gut.
Wer gut laufen kann, bei dem läuft es.

14. Dauerlaufen für Anfänger

■ VORBEMERKUNG

TIEFES, RHYTHMISCHES ATMEN - Ganz wesentlich für das Wohlbefinden ist es, irgendeine Form der Ausdauerbewegung zu machen, also eine Bewegungsart auszuüben, bei der man über lange Zeit in stetiger, rhythmischer, tiefer Atmung verweilt.
Mein Favorit in dieser Richtung ist der aerobe Dauerlauf, eine Laufart, wo man nicht eine Sauerstoffschuld eingeht, sondern wo man möglichst viel Sauerstoff im Gleichklang zur Bewegung aufnimmt und Giftstoffe abatmet, herausschwitzt.

DAUER UND INTENSITÄT - hängen von der jeweiligen Kondition des Einzelnen ab. Für Bewegungsfähige würde ich die untere Grenze bei zwei Stunden pro Woche ansetzen.

DAUERLAUFBEGINNER - sollten vorerst jeden zweiten Tag langsam traben.

PHASE I (Lauf-/ Gehintervalle)
Man trabt langsam los und läuft solange es einigermaßen bequem ist, aber ohne falsche Schonung. Das können 200, 300 oder 500 Meter sein oder mehr, je nach Verfassung. Dann legt man eine flüssige Gehpause ein; man geht also atmend weiter bis der Atem sich auf ein angenehmes Maß eingependelt hat. Dann trabt man wieder los - Trabphase - Gehphase - Trabphase usf.
Gerade in der Aufbauphase ist es notwendig, einen Teil an Anstrengung bewußt auf sich zu nehmen, aber die Anstrengung dabei so auszubalancieren, daß man sich nicht demotiviert, sondern Freude an der Bewegung und Anstrengung behält.
Wenn man jeden zweiten Tag trabt, kann sich der Körper mit einem Tag Zwischenpause reichlich erholen. Wenn am zweiten Tag noch ein Muskelkater da sein sollte, dann wird dieser durch das wiederholte Traben schneller als durch Nichtstun verschwinden.
Am Beginn trabt man vielleicht 15 bis 20 Minuten. Bei dem es leicht geht, länger.
Für manche Ehrgeizige ist es wichtig, nicht gleich den Zeitumfang steigern zu wollen, sondern länger den Anfangsumfang zu halten, daß der Körper sich daran gewöhnen kann.

PHASE II (Ausdehnen der Trabphasen))
Wenn der Körper sich an die Anfangsphase gewöhnt hat, dehnt man die Trabphase allmählich - seinem eigenen Tempo entsprechend - aus. Man dehnt die Trabphasen immer weiter aus und legt weniger Gehpausen ein. Am Ende der wochenlangen Aufbauphase sollte man dann in einem Stück 20 Minuten laufen können.

PHASE III
In der letzten Phase dehnt man den Zeitumfang des Dauerlaufes langsam auf eine halbe Stunde, 40 Minuten und eine volle Stunde aus. Die Ausdehnung der Zeitstrecke ist deshalb so wichtig, da tiefe Stoffwechselprozesse erst nach 40 bis 45 Minuten zu greifen beginnen.

PHASE IV (Laufen mit Übungen)
Kann man 40 bis 60 Minuten gut laufen, kann man mit zusätzlichen Laufübungen beginnen: man konzentriert sich beispielsweise über den ganzen Lauf auf das gute Aufsetzen der gesamten Fußsohlen, oder man konzentriert sich nur auf das Ein- und Ausatmen, oder man konzentriert sich darauf, daß man sein Tempo so wählt, daß es dem eigenen Herzen behagt usf.

(Siehe dazu eine Fülle von Übungen in »NACH-INNEN-LAUFEN«, Literaturverzeichnis.)

*Bloße Muskelübungen sind auf die Dauer langweilig;
die Muskeln wachsen zwar, aber die
menschlichen Einstellungen bleiben verkürzt.*

C. EINIGE GRUNDÜBUNGS-VARIANTEN

KOMMENTAR - Die folgenden Varianten stellen weitere Übungsmöglichkeiten mit unterschiedlichen Übungsschwerpunkten dar. Wie am Ende des Buches zu sehen sein wird, haben diese unterschiedlichen Übungsschwerpunkte mit dem "Charakterstrukturellen Üben" zu tun.

VARIATIONEN DES RÜCKWÄRTSBOGENS (RB)

15. RB des Grundübungs-Programms (Übung Nr. 2)

16. RB Mit Finger-Handgelenkdehnung

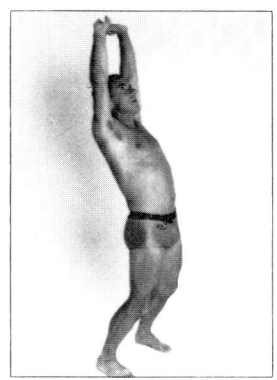

DIE FINGER - vorher verklammern. Die Arme so über dem Kopf gegen den Himmel strecken, daß die Handflächen mittelfest nach hinten-oben gedrückt werden (Nach-oben-Drehen der verklammerten Hände).

WIRKUNG - Starkes Dehnen der Handgelenke, warme Hände. Dehnen der Schultergelenke.

17. RB mit Einstützen

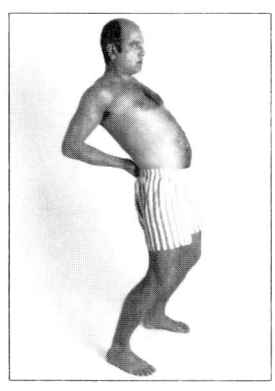

DIE FÄUSTE - werden links und rechts neben der Lendenwirbelsäule fest eingestützt.

DIE ELLBOGEN - werden im Bogenstand ständig etwas zusammengedrückt. Das Zusammendrücken der Ellbogen dehnt den Brustkorb.

WIRKUNG - Das Zusammendrücken der Ellbogen dehnt die Vorderseite des Brustkorbes.

> Ohne Anmut, ohne kraftvolle Harmonie,
> ohne fließende Bewegungen,
> ist jede Übung unvollständig.

18. Feiner RB mit Einstützen

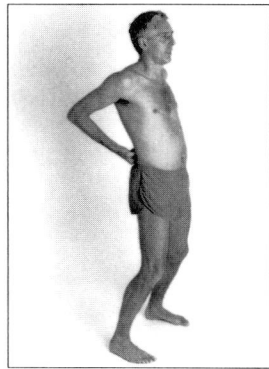

POSITION - Dieselbe Position wie Übung 17, aber diesmal in einen sehr sanften Rückwärtsbogen gehen.

VIBRATIONEN SUCHEN - Mit sehr kleinen und langsamen Bewegungen etwas in die Knie gehen, dann wieder etwas hoch usf. Durch diese feinen Knie- und Beckenbewegungen die Vibrationen in der unteren Körperhälfte auslösen.

DIE HÜFTGELENKE - dabei beweglich halten.

19. RB mit Kopflehne

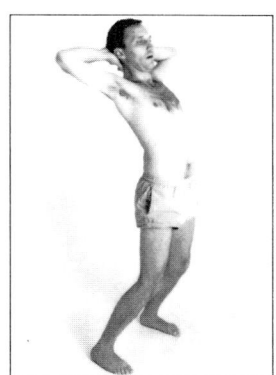

DIE FINGER - verklammern und damit den Hinterkopf stützen.

ATEMRHYTHMUS - Während der Einatmungsphase werden die Ellbogen leicht, aber kontinuierlich, nach hinten gedrückt, sodaß sich der obere Brustkorbanteil gut dehnt und füllt; in der Ausatmungsphase das Zurückspannen der Ellbogen wieder verringern.

DAUER - Mit dieser pulsierenden Bewegung ein paar Minuten arbeiten.

20. Starker RB

POSITION - wie Übung 2 oder 18. Das Becken weit nach vorne kommen lassen, die starke und anstrengende Streckung halten, ohne die Hüftgelenke zu versperren Die Knie bleiben trotzdem etwas gebeugt. Die Vibrationen über den ganzen Körper laufen lassen.

21. Tiefer RB

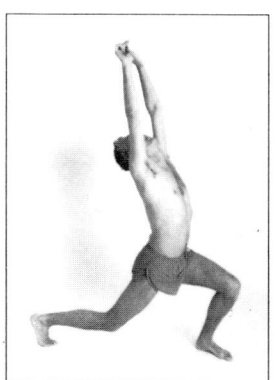

BEINE - Das hintere Bein gestreckt auf die Zehenballen stellen, das vordere nicht ganz 90 Grad beugen. Tief stehenbleiben.

ARME - Die Arme wie im Rückwärtsbogen des Grundübungs-Programms oder in einer leichteren Variante der Übung 18 oder Übung 19 halten.

DER KOPF - Man legt den Kopf leicht zurück und blickt nach oben.

- SCHLICHTES GLÜCK -
Bewegen, atmen.
Atmen. Bewegen.
Selig sein.

22.   RB aus dem Kniestand

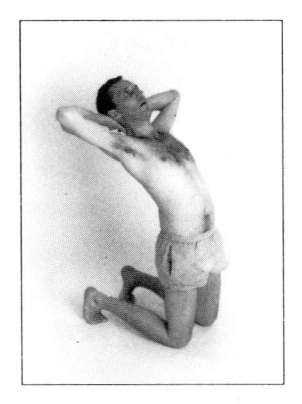

KNIEEN - und zwar so, daß die Füße auf denZehenballen aufgestellt sind (Dehnung der verschiedenen Gelenke des Fußes).

ARME - wie Übung 19.

GESICHT - Mit dem Gesicht nach oben schauen.

BRUSTKORB - im Atemrhythmus dehnen (siehe Übung 19).

23 a.   Kniesitz mit starkem RB

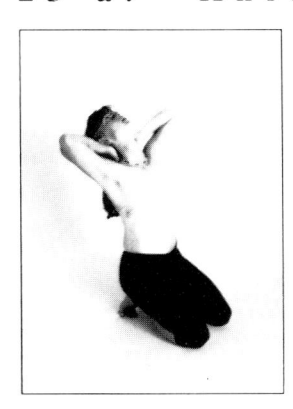

KNIEN - und zwar so, daß die Füße auf den die Zehenballen aufgestellt sind, das dehnt die verschiedenen Gelenke des Fußes.

ARME - wie Übung 19.

GESICHT - mit dem Gesicht nach oben schauen und den Brustkorb wie in Übung 19 rhythmisch dehnen.

23 b.   Kniesitz mit starkem RB

BEINE - Mit dem Beckenboden zwischen die Beine hinuntersetzen. Wer steif ist, stützt sich mit den Händen gut ab und läßt sich vorsichtig weiter hinunter (Verletzungsgefahr der Knie bei Druckanwendung!).

OBERKÖRPER - Wer die Beweglichkeit besitzt - Frauen tun sich hier erfahrungsgemäß leicht -, läßt sich langsam, auf Ellbogen und Hinterkopf stützend, zurück. Tief atmen.

*Die größten Hilfen beim
Üben sind
eine klare Zeitstruktur und Disziplin.*

VARIATIONEN DES VORWÄRTSBOGENS (VB)

24. VB des Grundübungs-Programms (Übung Nr. 3)

25. VB mit Schaukelbewegung

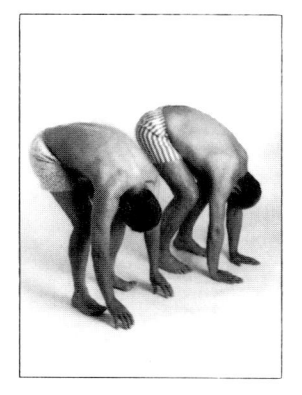

BOGEN - wie im Grundübungs-Programm beschrieben.

SCHAUKELN - im Atemrhythmus, ohne die Haltung aufzugeben, langsam vor und zurück schaukeln.

BEINE - Während des Schaukelns mit den Beinen eine gleichbleibende, mittlere Streckung halten, ohne den Oberkörper zu heben. Ein leichtes Ziehen an den Schenkelansätzen zeigt, daß man die Übung richtig ausführt. Einige Minuten synchronisierend Atem- und Bewegungsrhythmus beibehalten.

26. VB mit Unterarm-Unterschenkelschluß

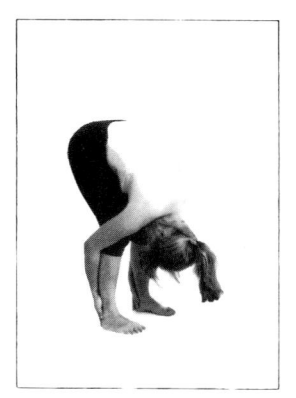

POSITION - Vorwärtsbogen wie in der Grundübung.

DIE UNTERARME UND HÄNDE - werden an der Rückseite der Unterschenkel voll angelegt und bleiben dort.

ATMUNG - In der Ausatmungsphase zieht man den hängenden Oberkörper ganz sanft an die Beine heran, in der Einatmungsphase gibt man etwas nach.

**Der natürliche Stolz
wird nicht von Selbstsucht,
sondern von einer wunderbar leuchtenden Freude
über das Vollbrachte getragen.**

27. VB mit Nackendehnung

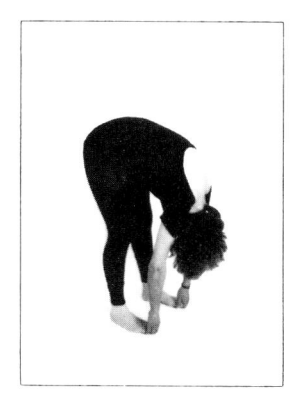

POSITION - Vorwärtsbogen wie in der Übung Nr. 3.
DIE FINGER - werden unter den Zehen fix eingehängt, man hält während der gesamten Übungsdauer die Zehen fest.

KOPF UND KREUZBEIN - werden dann zugleich Richtung Decke hochgedrückt und so lange man es aushält atmend obengehalten

AUGEN - Mit den Augen schaut man während der Phase des Hochdrückens möglichst weit hinauf, nutzt die äußerste Bewegungsmöglichkeit der Augen beim Hochschauen (ohne daß die Augen dabei steckenbleiben).

28. VB mit Nackendehnung

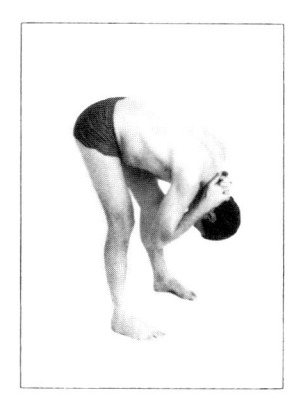

POSITION - Vorwärtsbogen wie Übung Nr. 3.

DIE FINGER - werden ineinander verklammert und an der knochigen Basis des Hinterhaupts eingesetzt.

DIE ELLBOGEN - hängen nach dem Einsetzen der Hände am Hinterhaupt herab, damit das Gewicht der Arme den Nacken bzw. die Halswirbelsäule langsam dehnt.

29. VB mit Überkreuzstand

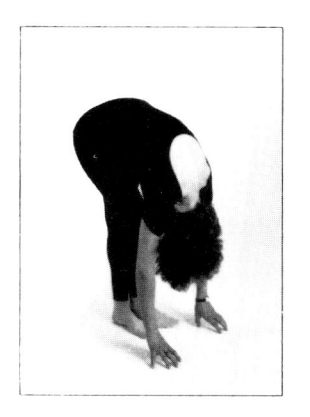

DIE BEINE - stehen überkreuz, die Füße stehen unmittelbar verkehrt nebeneinander.

BEWUSSTE BEWEGUNGSVORGÄNGE - Atmen und den Dehnungsvorgang genau beobachten.

Eine Übung ein Leben lang ist mehr als keine.

30. VB mit Brustexpander

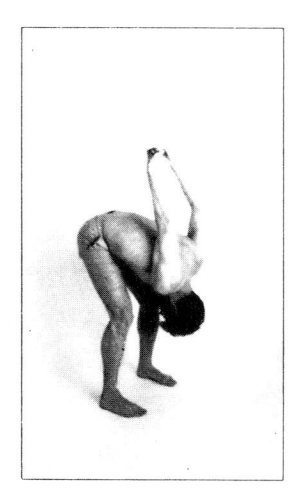

DIE FINGER - hinter dem Körper verklammern.
VORWÄRTSBOGEN - Man geht mit den hinten verklammerten Fingern in den Vorwärtsbogen.
BRUSTEXPANDER - Zwei Punkte sind wichtig, damit die Übung effektiv ist. Zum einen dürfen die Hände nicht auseinanderfallen. Die Arme sind ziemlich gestreckt und die Handflächen werden zusammengedrückt gehalten (bewußte Anstrengung). Zum anderen werden die gestreckten Arme in der Ausatmungsphase nach vorne gedrückt, in der Einatmungsphase kann man etwas nachlassen, aber die Arme bleiben während der ganzen Übung auf spürbaren Zug nach vorne gedrückt. Mogeln gilt nicht. Es ist eine gewisse Anstrengung zur Dehnung des Brustkorbes notwendig. Wer es sich immer zu leicht macht, kommt genauso zu nichts, wie der, der es sich immer zu schwer macht.

Übungen sind dazu da,
um Wertvolles zu wiederholen, es zu verewigen.

VARIATIONEN DES SEITWÄRTSBOGENS (SB)

31. SB wie im Grundübungs-Programm (Übung Nr. 2)

32. SB mit Schulterdehnung

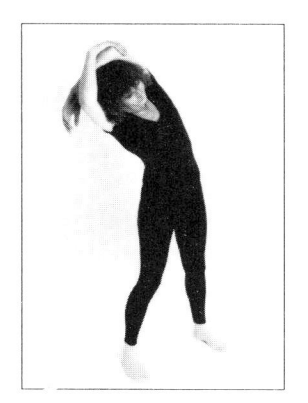

ARME - Der eine Arm wird hinter dem Kopf zur Seite gestreckt, der andere umfaßt den ersteren von außen am Oberarm knapp vor dem Ellbogengelenk. Dann läßt man sich seitwärts sinken, ohne den Oberkörper vornüber zu rollen.

WIRKUNG - Man spürt zur Streckung der Taille die gute Streckung der Schulter.

33. SB mit gestreckten Armen

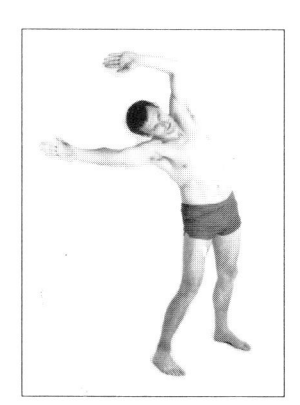

ARME - Beide Arme werden parallel zum Boden seitwärts gestreckt. Während man sich seitlich langsam sinken läßt, hält man das seitliche Strecken der Arme aufrecht.

34. SB mit vertikaler Streckung

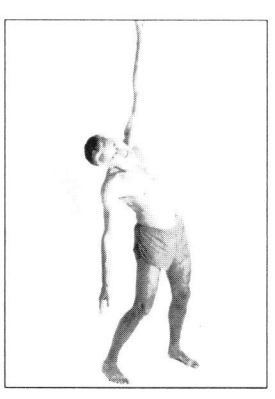

ARME - Man streckt beide Arme seitlich waagrecht weg. Dann beginnt man sich auf eine Seite zu beugen bis der eine Arm zur Erde, der andere zum Himmel zeigt.

IN SICH GESTRECKTE ARME - Man streckt die beiden Arme nicht nur seitlich aus, man streckt die Arme inklusive der Finger während der ganzen Seitwärtsdehnung etwas in sich.

*DER KOPF - Das Ohr geht wieder genau zur Schulter.
Dies ist eine sehr schöne Haltung.*

»Geben ist seliger als Nehmen.«
Wer sich ausgibt,
nimmt an Kraft zu.

D. VIBRATIONSÜBUNGS-PROGRAMM
(Energieflußübungen)

■ VORBEMERKUNG

Vibrationsübungen zielen vor allem darauf ab, den Energiefluß anzuregen, blockierte Muskelgruppen wieder in Bewegung und Schwingung zu versetzen und die durch Verspannung, Panzerung oder Verkrampfung nicht mehr zur Verfügung stehenden Kräfte zu befreien und wieder nutzbar für den Menschen zu machen. Im Grunde genommen tun dies jedoch alle guten Übungen. Wenn die Energien fließen, dann sagen wir, daß wir uns lebendig, gesund, kräftig, gut fühlen. Bei den ausgesprochenen Vibrationsübungen kann man deutlich das Vibrieren, Zittern, Fließen und Strömen der Kräfte an der Oberfläche (grobschlägig) und in der Tiefe des Körpers (feinschlägig) spüren oder auch sehen.

Energiefluß, Bewegungsstrom,
Atemfluß, Lebensstrom.

ÜBERBLICK ÜBER DIE VIBRATIONSÜBUNGEN

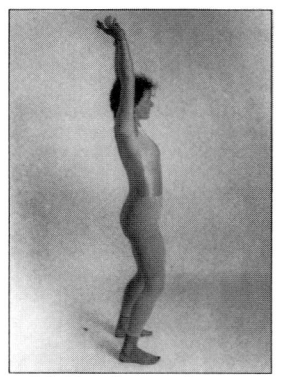

35. Rückwärtsbogen

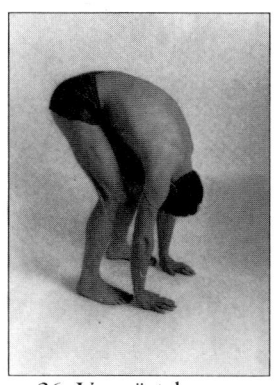

36. Vorwärtsbogen

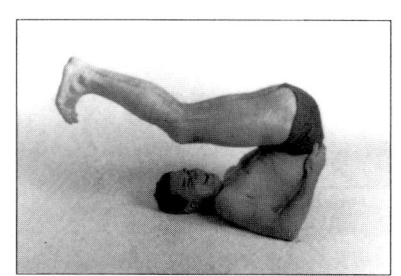

37. Vibrationspflug

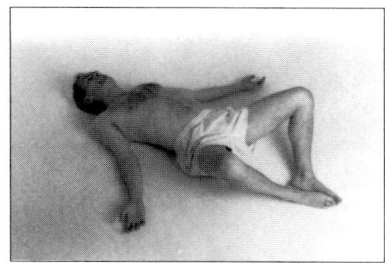

38. Schmetterlingsatmung

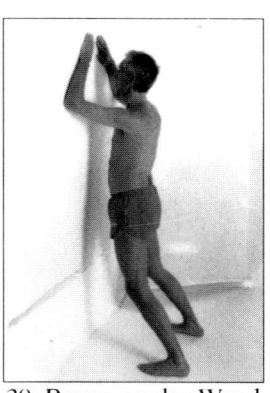

39. Bogen an der Wand

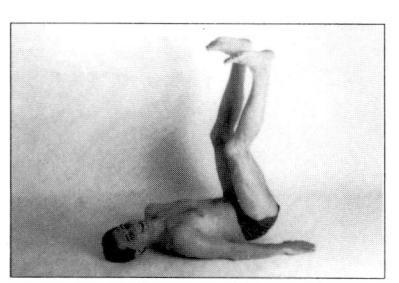

40. Beine zum Himmel hochstrecken

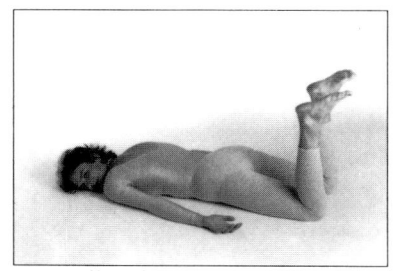

41. Vibration durch verzögerte Bewegung

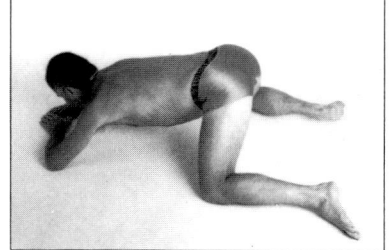

42. Unterschenkel - Unterarmstand

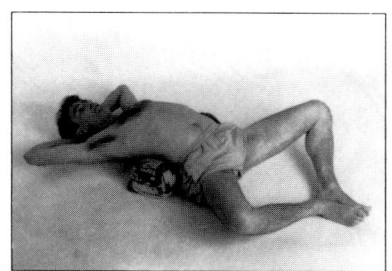

43. Dehnen der Adduktoren

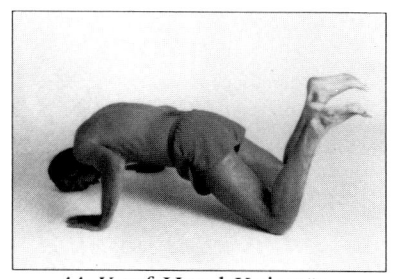

44. Kopf-Hand-Kniestütz

**Gute Übungen wollen nicht im Physischen bleiben,
sie reichen hinaus ins Umfassende,
Geist und Seele verzaubernd.**

35.   Rückwärtsbogen

36.   Vorwärtsbogen

37.   Vibrationspflug

38.   Schmetterlingsatmung

Diese ersten vier Vibrationsübungen sind im Grundübungs-Programm genau als Übungen Nr. 2, 3, 7 und 13 beschrieben; siehe Fotos auf der vorhergehenden Seite.

**Wo man beständig zu viel Kraft einsetzt,
wird man letzten Endes geschwächt.**

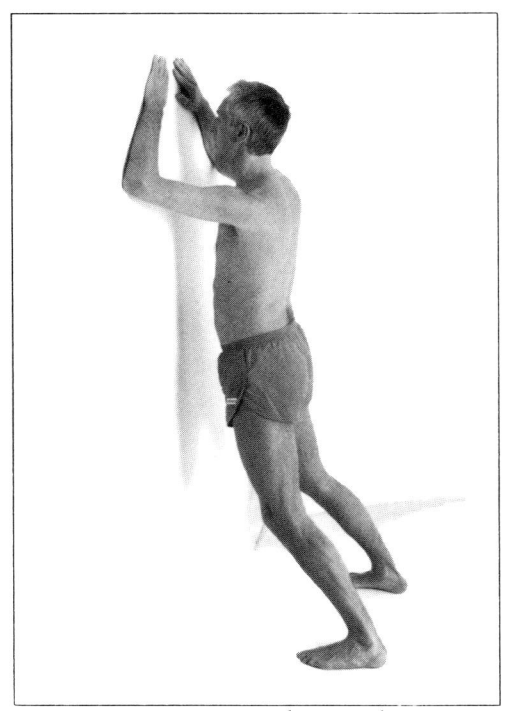

39. Bogen an der Wand

STEHEN VOR EINER GLATTEN WAND ODER TÜR
ARME UND HÄNDE - Man verklammert die Finger, stellt die Ellbogen aus und stützt sich, die Unterarme ganz an der Wand, Tür auflegend, ab.
DER KOPF - bleibt aufrecht, wird eher eine Spur zurückgeneigt.
DIE FÜSSE - und Knie sind etwa schulterbreit geöffnet, die Kniegelenke nie durchgestreckt.
DIE FERSEN - bleiben am Boden, auch wenn es in den Schenkeln ein bißchen zu ziehen beginnt.
BAUCH UND BECKEN - läßt man langsam vorsinken, sodaß der Körper langsam unter Spannung (leichter Rückwärtsbogen) kommt.
Bauch und Becken werden sehr langsam nach vorne gelassen; langsam deshalb, weil bei dieser Position sonst zu schnell ein großer Druck auf die Lendenwirbelsäule erfolgt, und diese sich nicht so schnell anpassen kann (Verletzungsgefahr).
DAUER - Man bleibt einige Minuten (oder einen halben Tag) in tiefer Atmung so stehen und läßt Laute, Töne, Schreie heraus, wenn einem durch die entstehende Spannung danach ist.

39. Bogen an der Wand

ENDE DER ÜBUNG - Vorwärtsbogen zum Ausgleich oder Kniesitz und den Kopf auf den Boden ablegen.

ZIEL UND WIRKUNG - Gerade in dieser Vibrationsübung wird die Existenz des Energieflußes besonders deutlich. Relativ bald ist der von unten nach oben verlaufende Energiefluß sehr schön zu spüren. Lassen Sie das Zittern auch über Brust und Gesicht laufen. Keine Angst, das Zittern ist kein Zeichen von Schwäche oder Verrücktheit, es ist Zeichen der Entspannung und Lebendigkeit.
Löst die Spannungen und Verspannungen der Unterschenkel und energetisiert besonders den Bauch; deshalb ist hier wichtig, den Bauch locker nach vorne gehen zu lassen, ihn ganz auszulassen und nicht einzuziehen.

*Das Ziel des Übenden ist das Leben selbst,
Teilhabe am Fließenden, Strömenden.*

40. Beine zum Himmel hochstrecken

*RÜCKENLAGE
DIE BEINE - streckt man hoch, so als ob man auf seinen flachen Fußsohlen den Himmel hochstützen wollte. Die Beine werden zwischen Kreuzbein und Fersen gestreckt, die zunehmende Anstrengung des beständigen Hochstreckens der Beine wird bewußt für einige Minuten angenommen (Kraftübung durch Eigengewicht).*

SCHÖNE VARIANTE - Zum Hochstrecken der Beine legt man DIE ARME ausgestreckt knapp neben den Ohren über den Kopf auf den Boden. Man streckt nun beide Arme in Richtung der Wirbelsäule kopfwärts. Die nach oben gestreckten, aber auf dem Boden aufliegenden Arme werden leicht, aber beständig im Atmen gestreckt gehalten.

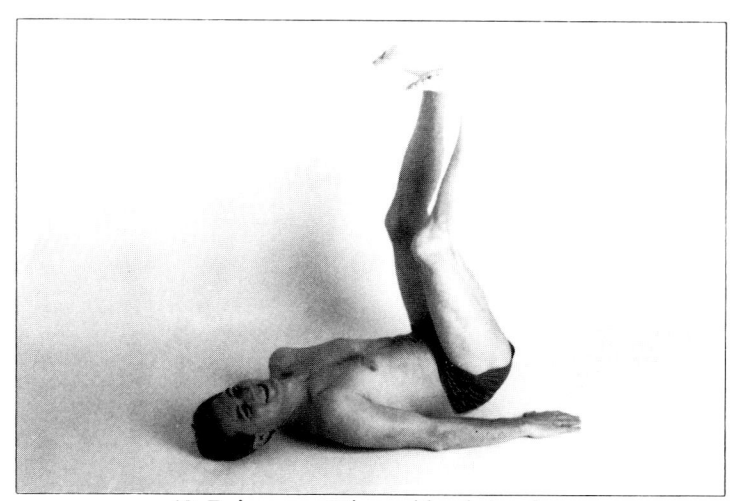

40. Beine zum Himmel hochstrecken

ENDE DER ÜBUNG - Schmetterlingsatmung (siehe Übung 13), aber nur mit atemsynchronen Beinbewegungen, so daß das Vibrieren in Becken und Beinen ausgelöst wird. Die Vibration in der nachfolgenden Schmetterlingsübung ist erfahrungsgemäß besonders intensiv, d.h. das Becken entspannend und lösend.
Durch das starke Hochstrecken der Beine wird die Körpermitte stark entlastet, was blockierte Gefühle und Energien zum Fließen bringt.

SCHWERE VARIANTE - Man streckt die Beine - wie oben beschrieben - hoch und faßt die Zehen mit den Händen. OBERKÖRPER UND KOPF heben dabei teilweise vom Boden ab. Durch diese Variante erreicht man eine ziemlich starke Dehnung und Entspannung der Kniesehnen.

»...daß Du den Sinn Deiner
Arbeit durchdringst.«

41. Vibration durch verzögerte Bewegung

BAUCHLAGE

DIE HÄNDE - liegen seitlich.

DIE UNTERSCHENKEL - werden senkrecht aufgestellt. Man beginnt die Unterschenkel ganz langsam, in Zeitlupe und Superzeitlupe, zuerst vor und zurück, dann parallel seitwärts, und wieder vor und zurück zu bewegen, solange es einem gefällt. Man gibt sich aber für die Bewegungen genügend Raum und Zeit (die Wirkung kommt verzögert).

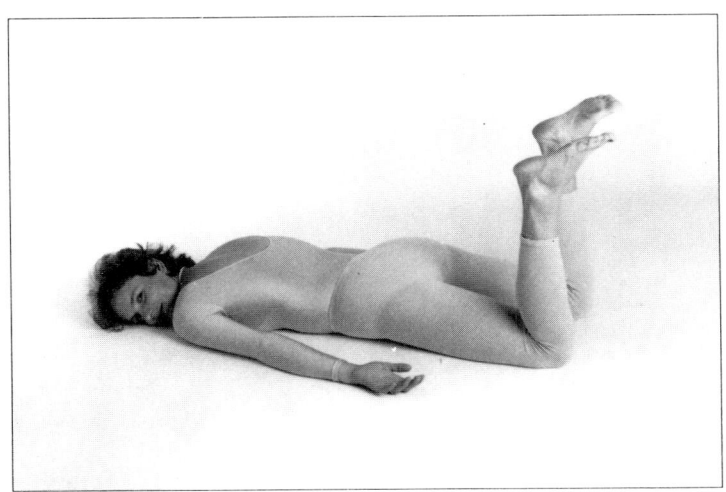

41. Vibration durch verzögerte Bewegung

ZIEL UND WIRKUNG - Zu Beginn wird wahrscheinlich nicht viel passieren, aber mit der Zeit wird ein feines, aber intensives Zittern in den Schenkeln entstehen. Man sucht die Stellen des stärksten Vibrierens auf und verweilt dort. Entspannung der Rückseite der Oberschenkel, Empfinden der Körperschwere (Grounding) und eine insgesamt sehr angenehme, entspannende Wirkung.

Der Mensch übt.
Wohin aber übt er sich?

42. Unterschenkel-Unterarmstand

AUF ALLEN VIEREN
UNTERARME UND UNTERSCHENKEL - Man spreizt die Knie seitlich auseinander, wie es leicht geht, und stützt sich einerseits auf die Knie-Unterschenkel (die Füße liegen nach außen gedreht auf) und andererseits auf die Unterarme, so daß der Körper weder zu flach noch zu steil in einer mittleren Lage über dem Boden gehalten wird.
SCHENKELINNENSEITEN - Der Schwerpunkt der Übung liegt bei der kontinuierlichen Dehnung der Schenkelinnenseiten, die Knie rutschen kleinstückweise auseinander, die richtige Durchführung wird in leichtem Ziehen der Schenkelinnenseiten (Adduktoren, Schneidermuskeln) spürbar.

ATMUNG - Während man sich die beschriebene Position erarbeitet, bewegt man das Becken bewußt während der AUSATMUNG ein wenig in Richtung Boden (die Schneidermuskeln ziehen dabei leicht) und rotiert es in der EINATMUNG wieder ein kleines Stück zurück, sodaß das Becken abwechselnd ein wenig hinuntergedrückt und etwas angehoben wird. Dieser Atem-Bewegungs-Rhythmus des Beckens wird sehr behutsam und fein ausgeführt, in einer zusammenhängenden, runden, kontinuierlichen Bewegung. Nach geraumer Zeit werden Vibrationen im Becken-Bauch-Schenkelraum aufkommen.

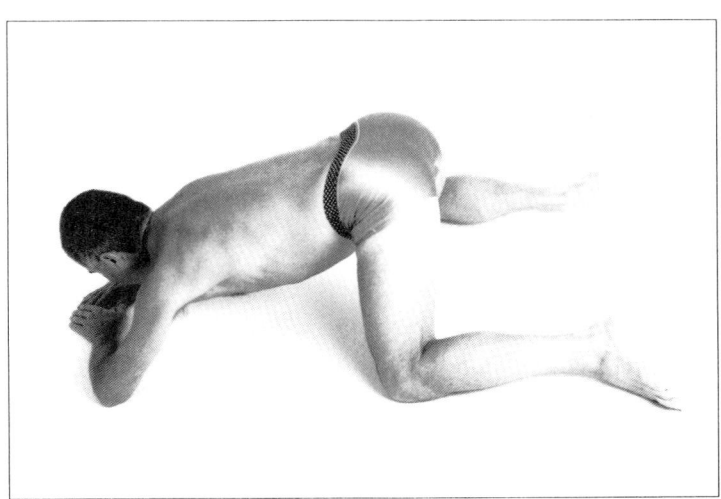

42. Unterschenkel - Unterarmstand

WIRKUNG - Dehnung der Schenkelinnenseiten. Lockern des Beckens und Beckenbodens. Entspannung und Kräftigung durch das rhythmische Atmen und Bewegen.

**Lebensstrom, Atemstrom, Gefühlsstrom
und Energiestrom sind eins.**

43. Dehnen der Adduktoren

RÜCKENLAGE
LENDENWIRBELSÄULE - Man legt sich eine fest zusammengerollte Decke unter die Lendenwirbelsäule.
DAS GESÄSS - muß unbedingt am Boden aufliegen, während sich die Lendenwirbelsäule über die Decke wölbt.
DIE FUSSOHLEN - werden aneinandergelegt und die Schenkel fallen auseinander.
DIE HÄNDE - werden verklammert und unter den Kopf gelegt, die Ellbogen liegen am Boden auf, damit der Brustkorb sich dehnen kann.
VORSTELLUNG - Man stellt sich vor, man liegt an einem schönen Platz in der Sonne und saugt sich in der Einatmungsphase mit dieser Sonnenenergie voll, so daß die Vorderseite, der Brustkorb sich mächtig dehnt. Dann atmet man wieder tief und lange aus, damit die alte Luft ausgeblasen wird (Reinigung). 5 bis 10 Minuten lang.

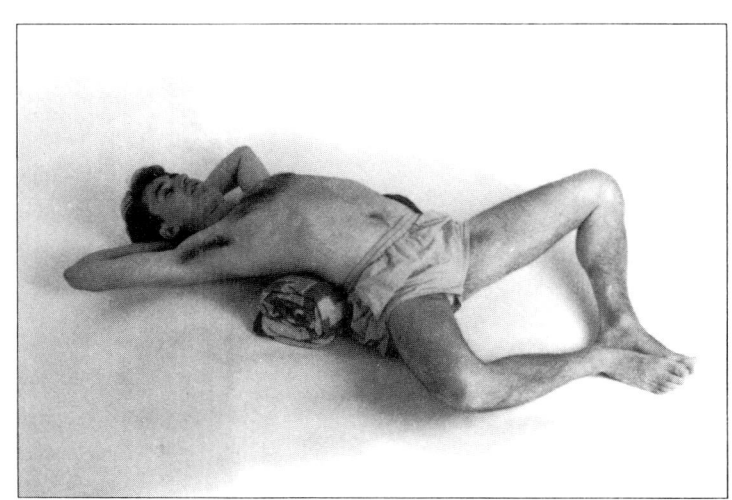

43. Dehnen der Adduktoren

ENDE DER ÜBUNG - »Schmetterlingsübung«, Übung 13 des Grundübungs-Programms.

ZIEL UND WIRKUNG - Für viele Menschen, die ihre Knie und Schenkel zusammendrücken (diese Tendenz kann man im Stehen, Gehen und Laufen gut beobachten) ist diese Übungssequenz, wie auch die vorhergehende Übung 42, sehr hilfreich. Werden die Schenkel tendenziell zusammengedrückt gehalten, verspannt sich der Beckenboden, dies blockiert wiederum den Energiefluß, die Lustgefühle, den kraftvollen Antrieb, die Sexualität und die Fruchtbarkeit des Menschen (verklemmtes Becken).

Üben bedeutet, ganz zu werden,
langsam alle destruktiven Faktoren auszuräumen.

44. Kopf-Hand-Kniestütz (Tibet)

KOPF UND KNIE - Man stützt sich auf Kopf und Knie, wobei man sich auf einem Punkt oberhalb der Stirn aufstützt, der Körper wird relativ flach über dem Boden gehalten, sonst wird die gewünschte Wirkung nicht erreicht.
Die Unterschenkel werden senkrecht aufgestellt, wer mag, kann, um mehr Harmonie in die Haltung zu bekommen, die Füße strecken, die Zehen zum Himmel strecken.

DIE HÄNDE - werden seitlich neben den Schultern auf den Boden aufgelegt und helfen den Körper vom Boden hochzuhalten.
ENDE DER ÜBUNG - Nachdem man sich einige Zeit redlich angestrengt hat, legt man den Körper auf den Boden.
WIEDERHOLUNG - Nach einer kurzen Ruhephase wiederholt man den Übungsablauf noch 2 bis 3 Male.

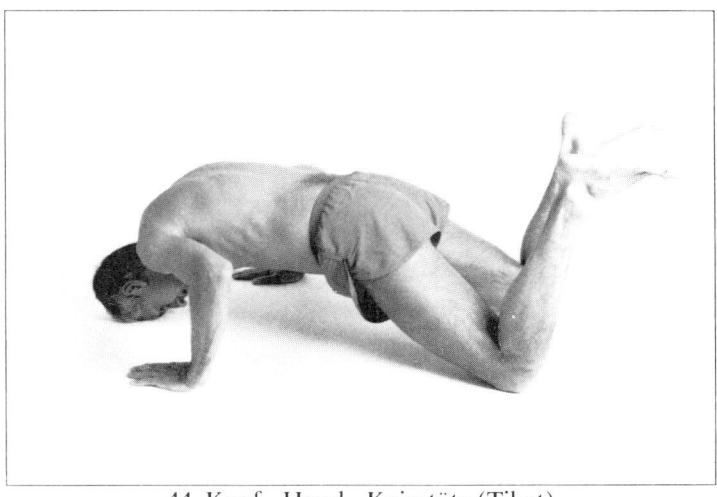

44. Kopf - Hand - Kniestütz (Tibet)

ZIEL UND WIRKUNG - Diese Übung stellt ein Zwischending zwischen Vibrations-, Kraft- und Fallübung dar.
Der Nacken, der Rücken und die Bauchmuskulatur werden besonders gekräftigt (Kraftübungsteil).
Zum Vibrieren kommen vor allem das Gesäß und der Bauch (Entspannung).
In der Ruhephase erlebt man sehr intensiv die Ruhe und den Genuß des Liegens, der Körperschwere.
Die ganze Position der Übung ist, wenn man sich ernsthaft darauf einläßt, sehr spirituell und erhebend.

*Es ist günstig, nicht von bestimmten,
sondern von unbestimmten Vorstellungen auszugehen,
weil man nie wirklich weiß, was in anderen Menschen vor sich geht.*

E. SEGMENTAL GEORDNETES ÜBUNGS-PROGRAMM

■ PRAKTISCHER SINN DER SEGMENTALEN EINTEILUNG - Wie im Inhaltsverzeichnis zu ersehen, kann man am Körper willkürlich verschiedene Segmente unterscheiden. Der Grund, dies zu tun, ist, unter anderem, ein ganz praktischer:

■ Angenommen, man bemerkt Verspannungen, Unbeweglichkeit in einem ganz bestimmten Körperteil, dann kann man im entsprechenden Kapitel zum Segment leicht Übungen dazu heraussuchen, um diesen Körperteil durch Bewegung zu entspannen und um den lösenden Energiefluß, auch wenn es ein bißchen weh tut, in Gang zu setzen.

■ Vom Grundprinzip her wird es günstig sein, dazu noch entsprechende Übungen mit den unmittelbar oben und unten angrenzenden Körpersegmenten zu machen.

SEGMENT: Bewußtsein-Geist-Verstand

45. Denken und Rede reinhalten

ALLE EINGEFÜGTEN SPRÜCHE in diesem Buch sind geistige Übungen.
DIE INNERE ARBEIT AM EIGENEN DENKEN, an der inneren und der nach außen gehenden Rede und die menschliche, philosophische und ethische Schulung des Denkens ist entscheidend für die Art der Atmosphäre, die wir uns, unseren Partnern, Kindern, Mitmenschen und Anvertrauten Tag für Tag von Neuem zu schaffen vermögen.

46. Konstruktive Gedanken

»POSITIVES DENKEN« als Weg zu Erfolg und Gewinn ist damit nicht gemeint. Kraft kann nur aus Wahrhaftigkeit kommen und nicht aus einem Trick, aus einer kraftlosen Absicht nach Vorteil.
Eine kraftvolle und lebensbejahende Atmosphäre zu schaffen, kann man aus eigenem Antrieb und durch Menschen lernen, die einem dies vorleben, sodaß man durch den Keim der eigenen, unmittelbaren Erfahrung langsam in die Lage versetzt wird, eine ähnlich guttuende Atmosphäre zu schaffen. Dies kann über einen langandauernden und tiefgreifenden Prozeß des mutigen Sich-Einlassens geschehen und gelingen.

47. Kopfstand (siehe Übung Nr. 150)

Die genaue Beschreibung findet sich im Kapitel »Gleichgewichtsübungen«.

GEDANKENEXPERIMENT - Einmal einen einzigen Tag lang nur konstruktive Gedanken denken.
Bewußt wahrnehmen, wie ich denke. Sind in mir gute Gedanken, verächtliche, unterwürfige, jammernde, mordende, kraftvolle, aufbauende, belebende...
AUFGABE - Dies ein Jahr lang beibehalten und erst nach diesem Jahr beurteilen, was man daraus gelernt hat und ob solches Tun sinnvoll ist.

> **Denke darüber nach, wo Du hinschaust,
> und sieh nach, über was Du nachdenkst.**

SEGMENT: Augen

48. Augenübungen im genußvollen Dauerlauf

LAUFEN - Durch den Dauerlauf selbst wird die Wahrnehmung wesentlich verbessert, mit der Zeit gehen einem durch die intensive Sauerstoffaufnahme und durch die entspannende rhythmische Laufbewegung buchstäblich die Augen auf. Die folgenden Augenübungen sind im Laufen auszuführen, können aber auch ohne Laufen gemacht werden, im Sitzen oder während des Gehens, im Omnibus, der Eisenbahn, im Kaffehaus.

- A. Beim Einatmen die Augen sanft und weit aufsperren, die schöne Gegend tief einsaugen, beim Ausatmen das Auge wieder entspannen und damit lange fortfahren.
- B. Das Auge leicht öffnen und das ganze Bild wahrnehmen, alles auf einmal aufnehmen, ohne sich auf Details zu konzentrieren (Ganzwahrnehmung).
- C. Abwechselnd in unterschiedlich nahen und fernen Bereichen etwas bewußt ansehen unabhängig vom scharfen oder unscharfen Bild (Training der Augenmuskeln, Akkomodation).
- D. Abwechselnd im Laufen den Kopf links und rechts drehen, links und rechts die Bilder bewußt aufnehmen; die Augen zusätzlich ganz nach links und ganz nach rechts außen drehen.
- E. Wie Punkt D, nur abwechselnd auf den Boden und zum Himmel hinauf sehen.

49. Weitere Augenübungen

A. Mit offenen Augen eine zeitlang auf die Nasenspitze sehen; am Anfang Vorsicht, nicht übertreiben und nur langsam die Zeitdauer steigern.
B. Mit geschlossenen Augen auf den Punkt zwischen den Augenbrauen sehen, entsprechend der persönlichen Möglichkeiten dort eine Zeit verweilen.
C. Mit geschlossenen Augen verschiedene Linien entlangfahren. Im Zentrum atmet man ein, bewegt man sich den Linien entlang, der Peripheri ezu, wird ausgeatmet.

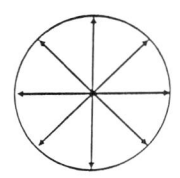

50. Intensive Sonnenübung

Am frühen Morgen oder vor Sonnenuntergang, wenn die Sonne mild ist, durchführen, möglichst in der Natur.
BEGINN - Mit beiden Augen direkt in die Sonne schauen. Die Augen nicht mit Gewalt offen halten (Schädigungsgefahr), nur solange es leicht geht. Wenn die Augen stark tränen und sich schließen wollen, ist die Sonneneinstrahlung noch zu stark. Während des Hinschauens stellt man sich vor, daß man seine Atemluft beim Ausatmen direkt in die Sonne hineinatmet, beim Einatmen die Sonnenenergie tief in sich einsaugt. Wenn die Sonne untergegangen sein sollte, weiter das Licht am Horizont einatmen. Möglichst wenig denken und sich ganz auf das Licht und das Atmen konzentrieren. Zwischendurch nach einigen Minuten die Augen schließen und die Farben ansehen, die bei geschlossenen Augen erscheinen (die inneren Farben). Dann wieder ins Licht schauen. Vor allem am Abend kann man so bis zu einer halben Stunde üben
ENDE - Dann ist es günstig an einen ruhigen schönen Platz in der Nähe zu gehen, vielleicht unter großen Bäumen, um sich dort niederzusetzen und nur die Natur anzuschauen (reine Wahrnehmung). Mir gehen dabei sprichwörtlich die Augen über, ich fühle mich wie ein Kind, das alles in voller Frische zum ersten Mal sieht.

Wer den Mut hat, sein Gesicht zu verlieren, ist wirklich frei.

SEGMENT: Gesicht

■ KOMMENTAR - Umso mehr wir darauf aus sind, uns ein »Image aufzubauen«, desto mehr verlieren wir unser Gesicht.

■ Umso wichtiger uns das äußere Erscheinungsbild ist, desto schwächer wird in Wirklichkeit unsere Ausstrahlung. Die imagebildende Scheinwelt unserer Zeit zehrt unsere Kräfte in blutleeren Scheinweltgefechten auf. Die wirklich kraftvollen Werte liegen im Sein.

■ Doch: wir alle sind unzählige Male bestraft und gescholten worden, daß wir nicht so waren wie unsere Eltern, Lehrer, Partner, Chefs uns haben wollten. Und wir werden es immer noch.

■ Jetzt aber, als Erwachsene, können wir uns frei machen, wählen, neu entscheiden, tun

51. Das Gesicht selbst massieren

MASSAGE - Die Stirn von der Nasenwurzel nach außen streifen oder kreisförmig - sich nach außen bewegend - massieren. Um die Augen kreisförmig arbeiten. Entdecken, welche Massagebewegungen einem gut tun und ihnen folgen. Das ganze Gesicht von der Mitte nach außen fest oder sanft ausstreifen (auch die Lippen). Die Kiefermuskulatur mit den Handwurzeln kreisförmig in der Tiefe des Gewebes bearbeiten, dasselbe an der Kieferkante entlang ab- und aufwärts.

52. Grimassen schneiden

Siehe Übung Nr. 11 im Grundübungs-Programm.
Das Gesicht mit leichten Bewegungen und Grimassen lockern, sodaß wieder eine Erinnerung, ein Gefühl entsteht, wieviele Ausdrucksmöglichkeiten einem gegeben sind; dies kann man zum Beispiel gut am Weg zur Arbeit praktizieren. Beziehen Sie die Kopfhaut mit ein.

53. Die Kopfhaut massieren

Die Haut des Gesichts geht in die Kopfhaut über. Daher: die Kopfhaut muskulär bewegen, was am leichtesten geht, wenn man versucht mit den Ohren zu wackeln; und in einem zweiten Schritt dadurch, daß man sich selbst an den Haaren nimmt und durch Ziehen an den Haaren seine Kopfhaut in alle Richtungen bewegt.

54. Kopfstand (siehe Übung Nr. 47, 150)

WIRKUNG - die stärkste Blutversorgung, Entschlackung und Belebung des Gesichts, wie auch des ganzen Kopfes, erfolgt durch den Kopfstand, die Kerze, alle Übungspositionen, wo der Kopf unten und ein Teil oder der ganze Körper darüber ist. Yogaspezialsten sagen, daß durch ausgiebiges Kopfstandüben - allerdings über lange Zeit, eine halbe Stunde täglich - sogar die Haare wieder wachsen und ihre Farbe wiederbekommen.

55. Singen auf »mmh«

Lange auf »mmh« - mit geschlossenen Lippen summen - ohne Druck. Dies ist eine sehr feine, aber starke Übung. In einer zweiten Phase die Ohren zuhalten, um im Kopfinneren noch genauer die Wirkung der Schwingungen des Tones zu spüren.

**Der Sinn wahrer Übung ist Entwicklung
und Entwicklung ist schrittweise Befreiung.**

VORSCHLAG FÜR EINE DEMASKIERUNGSAUFGABE - Ein Jahr lang in allen Situationen so dreinschauen, wie einem im Augenblick zumute ist, nicht die Alltagsmaske aufsetzen. Lächeln, wo einem wirklich zum Lächeln ist; frustriert schauen, wo man frustriert wird; interessiert, wo man fasziniert ist; gelangweilt, wo andere meinen, man müßte interessiert sein usf.

SEGMENT: Mund - Zunge - Kiefer

■ KOMMENTAR - Das Mund-Kiefer-Segment ist eines der wichtigsten Regulationssegmente an der Körpergrenze, das sich Stoffen und Seinsqualitäten öffnen und verschließen kann, diese aufnehmen und abgeben, festhalten und loslassen, hinunter- und heraufwürgen kann.

■ KORRESPONDENZ VON KÖRPERREGIONEN - Interessanterweise besteht eine *unmittelbare Korrespondenz zwischen Kiefer und Becken* (Arbeitshypothese: lockerer Kiefer, lockeres Becken, Pulsationsmöglichkeit, Liebes- und Orgasmusfähigkeit, Fruchtbarkeit). *Intensive Korrespondenz besteht ebenso zwischen Kiefer und Augen* (Arbeitshypothese: angespannter Kiefer, angespannte Augenmuskeln, eingeschränkte Sehkraft), *und zwischen Kiefer und der Muskulatur des Hinterhaupts bzw. des Nackens. Die tiefe Kiefermuskulatur ist mit der mimischen Muskulatur ver*bunden, die die oberen Körperöffnungen umspannt und ihnen Ausdruck verleiht. Kiefer- und Zungenmuskulatur regulieren im Zusammenspiel den Zustrom bzw. Ausdruck von Lebensessenzen.

■ DIE KRAFT DES KIEFERS - , die oft unterschätzt wird, kann man daran ersehen, daß der Kiefer mit etwas Training ohne weiteres das Körpergewicht tragen kann (siehe Zirkus). Die Lockerheit oder Verbissenheit der Kieferpartie ist für viele Lebensprozesse von entscheidender Bedeutung. Bei manchen Menschen ist die Verbissenheit äußerlich in einem sehr vorgeschobenen oder auffallend harten und verspannten Kiefer zu sehen. Der Inhalt der Verbissenheit, das heißt, das, was sich der Einzelne verbeißen muß (Gefühle, alte Kränkungen, Erinnerungen, Handlungsimpulse, Gedanken), ist sehr persönlichkeitsspezifisch und kann nur zusammen mit dem betroffenen Menschen herausgefunden werden.
■ Während der Kiefer tendenziell mehr für die kraftvollen Prozesse zuständig ist, sind der Mund, die Lippen und die Zunge zusammen mit der Nase in der Regel mehr für feine Auswahl- und Ausdrucksprozesse zuständig.
■ Lebendigkeit und Beweglichkeit all dieser Lebensprozesse im Zusammenspiel ist notwendig, um die unzähligen Eindrücke immer tiefgehender und feinfühliger im lebendigen Gefühlshintergrund auffangen, unterscheiden, auswählen und begreifen zu können.

**In der Wiederholung
liegt die Kraft der Übung.**

1. MUND-LIPPEN-ÜBUNGSSEQUENZ

● DIE GESAMTE ÜBUNGSSEQUENZ IN RÜCKENLAGE

56. Rhythmische Mundbewegungen

Mit geschlossenen Augen auf den Atem konzentrieren. Im Einatmen ganz sanft den Mund weiten. Im Ausatmen wieder entspannen, im Einatmen weiten...

57. Mund offenhalten

Mit geschlossenen Augen den Mund sanft und groß weiten und während des Atmens offen halten. Beobachten, was im Körper, im Gefühlsbereich vor sich geht. Einige Minuten damit beschäftigen.

58. Zungenbewegungen

ZUNGENBEWEGUNGEN - Bei geschlossenen Augen mit der Zunge im Mundinneren an den Lippen entlang fahren, dann die Lippen direkt schlecken, so als ob man gerade etwas sehr Gutes gegessen hat, die Zunge dabei weit und weich herausstrecken, genuß- und lustvolle Bewegungen machen. Zum Schluß große, genußvolle, schmatzende Geräusche produzieren, lustvolle Laute und Töne von sich geben.

59. Sanftes Mundspitzen

ERSTE PHASE: mit geschlossenen Augen in der Einatmung den Mund spitzen und, mit der Vorstellung, man wolle eine reife Kirsche in der Einatmung sanft in sich hineinsaugen, eine weiche Luftqualität in sich hineinziehen.
ZWEITE PHASE: Diese sanfte, saugende Atmung beibehalten und dazu in der Einatmungsphase die Augen ganz groß und sanft aufmachen; mit gespitztem Mund und großen weiten Augen sanft, aber intensiv einsaugen; in der Ausatmungsphase Mund und Augen völlig entspannen und im Einatmen wieder die Augen weit öffnen, den Mund spitzen und alles intensiv einsaugen...

> Das leichtfertige Kritisieren Anderer
> kann niemals die Kraft ersetzen,
> die durch geduldige Arbeit an sich selbst entsteht.

2. KIEFER-ÜBUNGEN

■ VORBEMERKUNG

Da von der inneren Korrespondenz her bei einem verspannten Kiefer meistens auch massive Verspannungen im Becken vorhanden sind, sollten bei offensichtlichen Beschwerden im Kiefer zu den Kieferübungen auch Beckenübungen gemacht werden. Beachten Sie bitte auch die vorhergegangene Mund-Lippen-Übungssequenz.

60. Den Kiefer aktiv lockern

LOCKERNDE BEWEGUNGEN - Durch aktives langsames und schnelles Hin- und Her-, Auf- und Abbewegen wird der Kiefer aus dem eigenen Bewegungsgefühl heraus gelockert. Dies kann man überall zwischendurch einmal machen.

61. Kieferdehnung

AUFSPERREN - Der Kiefer wird langsam im Sitzen oder Liegen (ohne ihn auszurenken) heruntergedehnt, indem man die beiden Daumen vorne am Kinn anlegt und die übrigen Finger im Nacken; so entsteht ein Hebel, den man zum Herabdrücken des Kiefers nutzt.

62. Massage der Kiefermuskeln

Man massiert mit den eigenen Handknöcheln links und rechts die Unterkiefer entlang. Man massiert die Oberflächliche und tiefe Muskulatur entlang den Backenknochen so fest, daß man spürt wie dadurch eine lockernde und lösende Wirkung erreicht wird.

63. Kiefer vorschieben

A. *Man schiebt den Kiefer fest nach vor, daß ein Überbiß entsteht, hält diesen Überbiß und beobachtet wie jetzt die Luft ein- und ausströmt, welche Empfindungen dabei entstehen.*

B. *Man drückt den Kiefer wieder fest nach vorne, Überbiß, und macht einen mittellauten Ton dazu über die ganze Ausatmung; am Ende der Ausatmung quetscht man das letzte bißchen Restluft aus sich heraus, sodaß am Ende der Ton nur mehr ruckartig hervorkommt, und man die Lungenenden und Lungenspitzen spürt. Erst dann wieder Luft schöpfen. Mehrmals wiederholen.*

Die Wahrheit
triumphiert nie.

64. Kiefer weit aufsperren

AUFSPERREN - Man sperrt dauerhaft den Kiefer ganz weit auf und unterdrückt dabei das Schlucken des Speichels (und legt sich vorher ein Tuch unter). Man läßt bei aufgesperrtem Mund den Speichel herausrinnen und beobachtet wachsam, was sich im Seelisch-Emotionalen rührt.
DAUER - zwischen 10 und 20 Minuten.

■ KOMMENTAR - Durch das lange Mundaufsperren wird auch der Bauch- und Beckenraum geweitet. Durch das Offenhalten können, müssen aber nicht, bestimmte Gefühle hervortreten. Diese nimmt man nach Möglichkeit an und läßt die Gefühlsqualitäten sich ausbreiten.

65. Vorwärtsbogen mit Kieferdehnen

AUFRECHT STEHEN - , den Mund weit aufsperren und im Vorbeugen auf ein langgezogenes »haaaaaaaaah« ausatmen bis nur mehr stockende, quetschende Laute hervorkommen. Die Lungenspitzen und Lungenenden bewußt spüren. Wieder aufrichten und 4 bis 5 Mal wiederholen.
KOMMENTAR - Durch das extreme Ausatmen wird das Zwerchfell angestoßen. Zwischen dem verkrampften Kiefer und dem zusammengezogenen Zwerchfell besteht eine mittelbare Verbindung.

HANDTUCHSEQUENZ IM LIEGEN

66a. Zubeißen mit Ton

HANDTUCH ZUSAMMENROLLEN - Man nimmt ein altes Handtuch und rollt oder legt es fest zusammen, daß man gut darauf beißen kann, genug Widerstand hat.
Dann atmet man ein und beißt fest in das Handtuch (ohne Selbstverletzungen). Während des Zubeißens läßt man knurrende, drohende, aggressive LAUTE los. Immer wieder beißen. Wenn nachher kein Muskelkater entsteht, wurde die Übung sicher nicht richtig ausgeführt.

66b. Zubeißen mit Atemverhaltung

Dieselbe Grundposition wie 66 a. Jetzt aber ZIEHT MAN zuerst DEN BAUCH GANZ EIN und hält ihn drinnen. Bei eingezogenem Bauch wird die Brust ganz vollgeatmet. Man hält die Luft, solange es geht, an, beißt dabei kräftig auf das Handtuch. Wenn es nicht mehr geht, wieder aggressiv knurrend ausatmen. Kurz Atem schöpfen und mehrmals wiederholen.

66c. Zubeißen mit Stampfen

Dieselbe Grundposition wie Übung 66 b.
Wenn einem die angehaltene Luft knapp zu werden beginnt, fängt man an MIT DEN FÜSSEN auf den Boden zu STAMPFEN und hält die Luft ein Stück weiter an. Wenn es gar nicht mehr geht, stampft man weiter und atmet wieder bedrohend und knurrend aus. Durch das Stampfen wird das Becken gelockert.

Ohne unsere tiefsten Wünsche und Bedürfnisse zu spüren,
werden wir unsere höchsten Ideale nicht verwirklichen.

66d. Zubeißen mit Beckenstoßen

Wieder auf das Handtuch beißen, DAS BECKEN hochheben und mit ganzer Kraft nach unten in die Matratze hineinstoßen (Becken lockern), ohne zu federn; dabei läßt man jedesmal aggressive Laute los. Man fährt damit fort, solange es unter Anstrengung geht. Rasten und wiederholen.

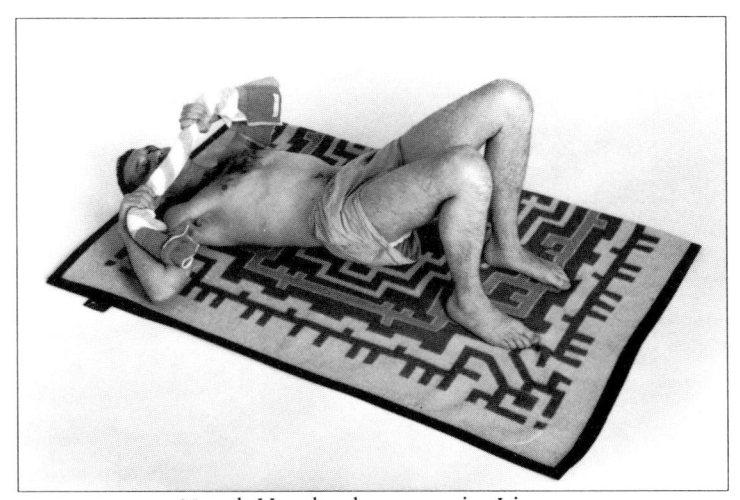

66 a-d. Handtuchsequenz im Liegen

67. Mit einem Korken im Mund sprechen

Wenn jemand unter starken Kieferverspannungen oder einer Kiefersperre leidet, gibt es eine ganz einfache, im ersten Moment ungewöhnlich ausschauende, aber sehr effektive Übung.
Man nimmt einen KORKEN von einer Weinflasche und steckt ihn mit der Schmalseite zwischen die Zähne, dann nimmt man sich ein Buch und liest sich selbst, mit dem Korken zwischen den Zähnen, eine halbe Stunde vor; man kann auch eine halbe Stunde Selbstgespräche führen.
Auf diese einfache Weise lockert sich die Kiefermuskulatur enorm. OFTMALIGE WIEDERHOLUNG hilft die Verspannungen aufzulösen.

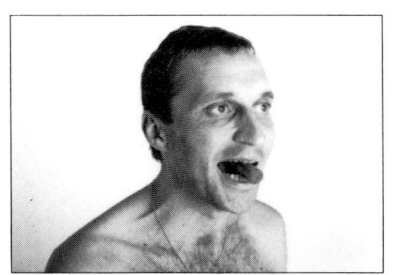

67. Mit einem Korken im Mund sprechen

*Es gibt nichts Selbstverständliches,
weil alles einzigartig ist.*

3. ZUNGEN-ÜBUNGEN

■ KURZKOMMENTAR
Die Arbeit mit der Zungenmuskulatur ist für viele vielleicht zuerst befremdlich. Daß sich Hals-Rachen-Zunge-Schlund entspannen können, ist jedoch wesentlich. Bei vielen Menschen sitzen große Spannungen im Nahrungs- und Verdauungstrakt, die durch die Mund-Kiefer-Zungen-Übungen wirkungsvoll gelockert werden können.

68. Gesicht, Kiefer und Zunge schütteln

Man beugt sich vornüber WIE IM VORWÄRTSBOGEN und schüttelt den hinunterhängenden Kopf so, daß die locker gelassene Gesichtsmuskulatur und den Kiefer lösend durchgeschüttelt werden; zugleich läßt man DIE ZUNGE wie ein Hund heraushängen und SCHÜTTELT DEN KOPF weiter, indem man TÖNE UND LAUTE dazu macht.

69. Bewegen wie beim »Kotzen«

Man läßt aus dem Stand den Oberkörper vorwärtsgleiten, öffnet den Mund weit, streckt dabei die Zunge heraus, sperrt Kiefer und Augen mächtig auf und macht die gleichen Laute wie beim »Kotzen«. Wieder hochkommen und wiederholen.

Einige Minuten beibehalten, die Zunge weit hervorstrecken. (Wir müssen alle hin und wieder Dinge hinunterwürgen, die wir gar nicht haben wollen). Diese Übung hilft, die Spannungen, die durch ungewollt Hineingefressenes entstehen, zu lösen.)

70. Zunge rhythmisch vorstrecken

Im Liegen mit geschlossenen Augen beim Ausatmen die Zunge sanft herausstrecken, beim Einatmen wieder zurückgleiten lassen. Einige Minuten fortfahren. Die Wirkungen bewußt bemerken.

71. Lallendes Zungenspiel

Mit geschlossenen Augen AM RÜCKEN LIEGEN. Sich vorstellen, ein Kind zu sein, das mit seiner Zunge spielt und dabei lallende Laute macht. Alle Bewegungsmöglichkeiten des lallenden ZUNGENSPIELS ausprobieren, erkunden, entwickeln. Zu den Zungen- und Stimmbewegungen auch die GESICHTSBEWEGUNGEN dazunehmen.

72. Zunge vorstrecken mit hohem Schrei

IM LIEGEN beim Ausatmen die Zunge so weit wie möglich vorstrecken, die Augen dazu weit aufsperren und dazu einen lauten, hohen, langgezogenen Ton (Schreckschrei) modulieren.

KURZKOMMENTAR - *Dies ist eine der wesentlichen Übungen, um die Hals-Nacken-Kiefersperre, die in der Kindheit durch Schreck entstanden sein kann, zu lockern. Durch den Ausdruck dieses hohen Schreckschreis kann diese basale Sperre bearbeitet werden. Fast jeder von uns ist irgendwann im Laufe seines Lebens mehr oder weniger geschreckt worden.*

- DER WEG DER BEGEISTERUNG -
Faszination ist jene Energiequelle,
die den Menschen über alle Grenzen hinausträgt,
die ihn beflügelt, Dinge zu tun,
die unvorstellbar, aber möglich sind.

SEGMENT: Hals-Nacken-Stimme

■ KOMMENTAR
Führt man die folgenden Übungen aus, wird man - besonders bei den Stimmübungen - den Zusammenhang zwischen den einzelnen Segmenten bemerken; z. B. zwischen der Beweglichkeit des Gesichts und den stimmlichen Bewegungsmöglichkeiten des Halses. Bestimmte Laute können nur hervorgebracht werden, wenn der Kiefer, das Gesicht und das Hals-Nacken-Stimme-Segment sich intensiv miteinander bewegen. Es geht darum, ein »Stimmrecht«, eine Stimme zu haben.

HALS-NACKEN-DEHNUNGEN MIT VERZÖGERTER BEWEGUNG

● ALLE FOLGENDEN ÜBUNGEN IM STEHEN AUSFÜHREN

73. Vorwärts-Rückwärts-Dehnung

DEN KOPF - langsam zurückrollen, so weit es geht; den Kiefer aufgehen lassen, mit den Augen hoch- und zurückschauen.
Den Kopf genauso langsam wieder nach vorne rollen, am Ende das Kinn leicht an die Brust heranziehen. Mit den Augen auf die Brust schauen.
Ein paar Mal wie in Zeitlupe hin- und herarbeiten.

74. Starke Nackendehnung

DEN KOPF - zurückhängen lassen und zurückhängend langsam links und rechts drehen, aber nur so weit, daß der Kopf im Zurückhängen bleibt und die Nackenmuskulatur gut gedehnt wird. Die verzögerte Hin- und Herbewegung im Atemrhythmus ausführen. Das ist eine sehr effektive Übung gegen Verspannungen im Hals-Nackenbereich.

75. Dehnen durch Halsdrehungen

DEN KOPF DREHEN- langsam, sehr verzögert, während der Ausatmung einmal nach links und einmal nach rechts drehen; am Ende der Drehungsmöglichkeit mit sanftem Druck am Ende der Ausatmung ein kleines Stück weiterdehnen.

> Man übt,
> um das Leben zu meistern
> und den Tod.

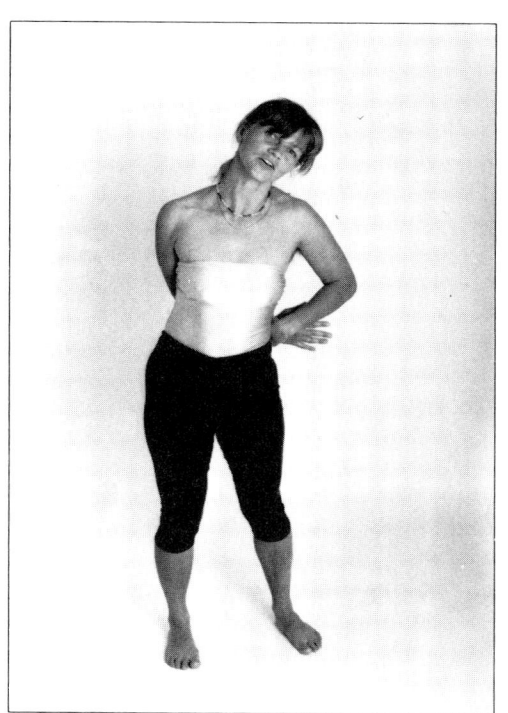

76. Dehnen der seitlichen Halsmuskulatur

DEN KOPF - seitlich, mit dem Ohr Richtung Schulter gehend, dehnen.
DIE ARME - Geht der Kopf nach links, wird der entgegengesetzte, also der rechte Arm hinter den Körper gegeben, sodaß die rechte Hand hinter dem Körper auf der linken Seite in Höhe der Taille herausschaut. Die linke Hand faßt das rechte Handgelenk fest von oben und hält es an diesem Platz fest. So kann eine intensive Dehnung der rechten Halsseite durch Zug über den festgehaltenen Arm erfolgen; dies ist bei richtiger Ausführung deutlich seitlich am Hals spürbar.

76. Dehnen der seitlichen Halsmuskulatur

*Die beste Voraussetzung zum Üben ist,
daß man zufrieden werden will.
Aber wer will das schon?*

NACKEN-HALS-STIMME

- ALLE FOLGENDEN ÜBUNGEN IN RÜCKENLAGE AUSFÜHREN

77. Der Kopf-Nacken-Stütz

DIE BEINE - sind aufgestellt.
DER NACKENSTÜTZ - Mit den Ellbogen drückt man sich hoch in den Nackenstütz und hält mit Hilfe der Arme den Körper schräg über dem Boden. Man liegt am Hinterkopf und nicht an der Schädeldecke auf, der Nacken wird nicht zurückgebogen, die Brust- und Halswirbelsäule bilden in etwa eine Gerade.
Man bleibt, sich vor allem durch die Hals- und Nackenmuskulatur hochdrückend, eine zeitlang in dieser Position.
DAS ENDE - Man legt sich wieder voll auf den Rücken und spürt die Wirkungen dieser Übung.

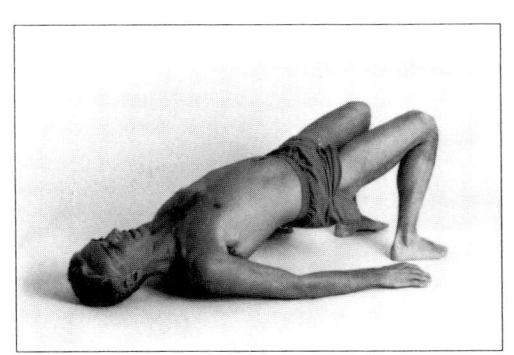

77. Kopf - Nacken - Stütz

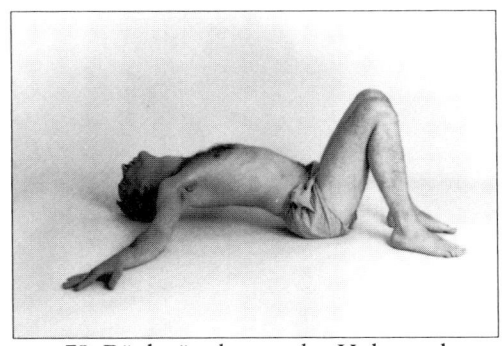

78. Rückwärtsbogen der Hals- und Brustwirbelsäule

78. Rückwärtsbogen der Hals- und Brustwirbelsäule

DER RÜCKWÄRTSBOGEN - Die Beine sind wieder aufgestellt. Indem man sich mit den Händen am Gesäß festhält, zieht man sich so weit hoch, daß man auf der Schädeldecke zu stehen kommt.

DIE ARME - breitet man seitlich aus und bleibt einige Zeit.
DAS ENDE - Man legt sich wieder hin und spürt den entstehenden Sensationen im oberen Teil des Brustkorbs, in Hals und Gesicht nach.

**Ein lebendiger Körper ist sichtbar und unsichtbar in Bewegung.
Ein lebendiger Körper bewegt.**

79. Vibrationspflug
Siehe Grundübungs-Programm, Übung Nr. 7.

80. Übungen mit der Stimme
(Manche Übungen kann man nur machen, wenn man in seinen vier Wänden laut sein kann, oder wenn man am Strand, am Berg allein ist.)
VORBEMERKUNG - Manche Menschen kommen sich kindisch oder blöd vor, die folgenden Geräusche nachzumachen. Der Sinn dieser Geräusche liegt darin, ganz unterschiedliche Halsöffnungen zu ermöglichen und jeweils unterschiedliche Verspannungsebenen von Hals-Schlund-Rachen zu bearbeiten. Dann ist es Zeit, kindisch und blöd zu sein. Auf »mmh« summen.

- »Mmh« lockert sehr Hals, Nacken und Zungenboden. Einige Minuten summen.
- Knurren wie ein bissiger Hund.
- Stoßweise Zischen wie eine Schlange Blöken wie ein Schaf.
- Wie ein Opernsänger singen.
- Bewußt Gähnen.
- Das Gähnen öffnet und lockert sehr intensiv Rachen und Hals.
- Pfauchen wie ein Tiger Grunzen wie ein Schwein.
- Sein Lieblingstier schreien lassen.
- Wie ein einsamer Wolf den Mond anheulen.
- Steigerung der Lautstärke.
- Mit einem zarten Ton beginnen, immer lauter werden und den Ton zum Schrei steigern. Oft wiederholen.
- Hoher und langer Schrei.
- Mund und Augen weit aufsperren und einen langgezogenen, sehr hohen Ton/Schrei bilden und halten. Der hohe Ton soll wie ein Schreckschrei klingen. Dann entspannen und öfter wiederholen. Bewußt aus vollem Hals lachen.

ENDE DER GESAMTEN ÜBUNGSSEQUENZ
- Die Vokale »A - E - I« singen

WICHTIGE DETAILS - Ohne Druck auf die Stimme, aber mit Intensität die drei Töne in einem Atemzug singen. Der Schwerpunkt des Singens liegt auf dem »E«. Währenddessen man auf »E« singt, konzentriert man sich auf Hals und Schilddrüse. Man stellt sich vor, daß man den Ton durch die Schilddrüse singt.

OHREN ZUHALTEN - Nach einiger Zeit des Singens hält man sich die Ohren zu und singt so. Auf diese Weise kann man sehr präzise die inneren Schwingungen wahrnehmen.
ENDE DES SINGENS - Man beendet das Singen und bleibt einige Zeit liegen, hört den Tönen noch nach und bemerkt die Wirkungen im Inneren des Körpers.

WEITERE SCHON DARGESTELLTE HALS-NACKENÜBUNGEN

Übung Nr. 27, »Vorwärtsbogen mit Nackendehnung«.
Übung Nr. 5 , »Seitliches Armschwingen«.
Übung Nr. 10,» Beckendehnung«.

**Der Sauerstoff
ist Süßstoff des Lebens**

SEGMENT: Schultergürtel - Arme - Hände

81. Schultern hochziehen und fallenlassen

A. Man beginnt mit kleinen Schulterzuckungen, zieht die Schulterblätter hoch und läßt sie wieder fallen.
B. Im Einatmen die Schultern hochziehen und auf die Zehenspitzen hochgehen. Im Ausatmen die Schultern fallen lassen, in die Knie gehen und fest die Fußsohlen fallen. Längere Zeit wiederholen.

82. »Rucksack abstreifen«

Man macht mit den Schultern große, rückwärtskreisende Bewegungen, als ob man einen schweren Rucksack abstreift und atmet dabei laut und erleichtert immer wieder aus.

83. Sich losreißen

Man stellt sich vor, jemand hält einem von hinten die Schultern fest und man macht in der Folge starke Schulterbewegungen, um sich zu befreien.

84. Vor- und Zurückbewegen der Schultern

In der Ausatmung bewegt man beide Schultern zugleich möglichst weit nach vorne, so daß die Brust plötzlich in sich zusammenfällt; in der Einatmungsphase bewegt man beide Schultern möglichst weit zurück, so daß der gespannte Brustkorb möglichst weit nach vorne kommt. Einige Zeit weitermachen.

**Befriedigung bedeutet,
über die äußere Ertüchtigung hinauszugehen.**

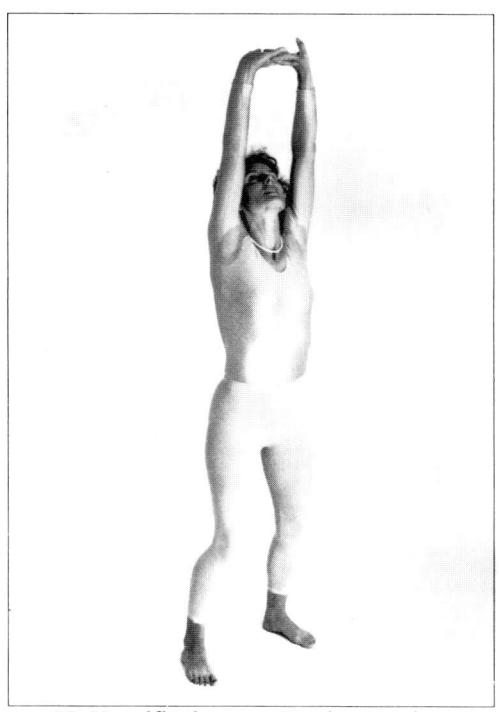

85. Handflächen zur Decke strecken

IM STEHEN

HÄNDE - Man verklammert die Finger, hebt die Arme über den Kopf und dreht die Hände so, daß die verklammerten Handflächen zur Decke gedreht sind.

ATMEN UND STRECKEN - In der Ausatmung streckt man die Handflächen in einer langsamen, kontinuierlichen und langgezogenen Streckung zur Decke. Man spürt, daß auch der Brustkorb an dieser Streckung intensiv beteiligt ist. In der Einatmung läßt man wieder etwas nach.

DIE AUGEN - schauen hinauf zu den Händen, was die Streckung viel intensiver macht.

85. Handflächen zur Decke strecken

WIRKUNG - Starke Dehnung der Fingergrundgelenke und vor allem der Handgelenke; Dehnen der Schultern, besonders des oberen Brustkorbes und auch des Zwerchfells.

*Übungen - wie sie auch sein mögen -
sind Bekenntnisse der Freude am inneren Wachstum.*

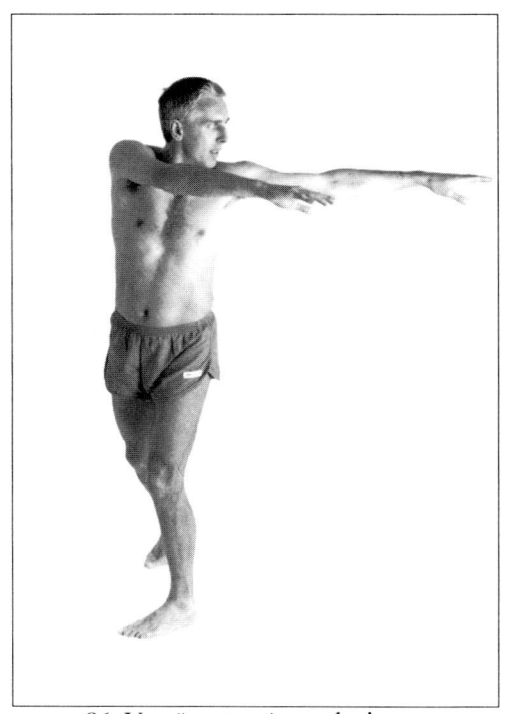

86. Verzögertes Armschwingen

DIE ARME - werden waagrecht vor dem Körper (wie beim Schlafwandeln) angehoben.

ATMUNG UND BEWEGUNG - im Ausatmen schwenkt man beide Arme zugleich auf eine Seite. Der äußere Arm ist gestreckt, der zweite Arm wird etwas abgewinkelt. Im Einatmen wieder zur Mitte zurück. Beim nächsten Mal ausatmen, beide Arme zur anderen Seite langsam schwenken.

DER OBERKÖRPER - bleibt bei dieser Übung ganz gerade in der Ausgangsposition, nach vorne gerichtet. Dadurch ergibt sich erst jene starke Dehnung der Schulter und des Schulterblattes.

86. Verzögertes Armschwingen

WIRKUNG - Dehnung der Schulter, des Schulterblattes, Erwärmen der Arme und Hände.

VARIANTE - Siehe »Seitliches Armschwingen«, Übung Nr. 5 des Grundübungs-Programms

**Lebendige Menschen lernen.
Man lernt, indem man übt.**

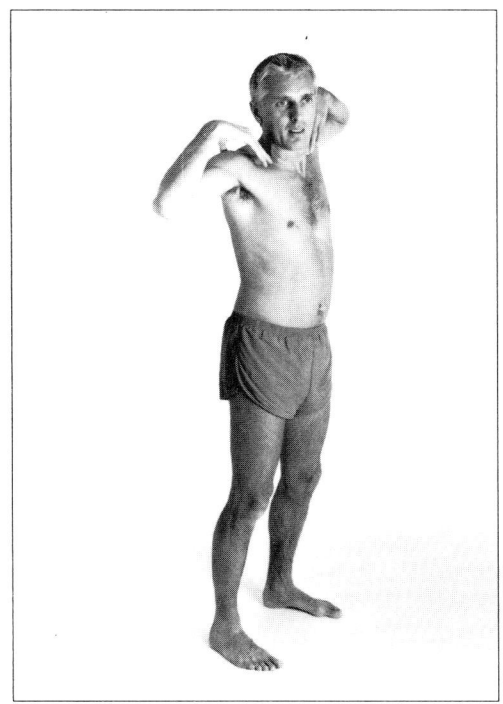

87. Unorthodoxes Schulterkreisen

ARM-, HANDHALTUNG - Man winkelt die Arme waagrecht so an, daß die Finger teilweise auf den Schultern zu liegen kommen. Die Daumen sind hinten, die restlichen Finger halten sich an der Vorderseite der Schultern. Man hält diese etwas anstrengende Handhaltung bewußt.

KREISBEWEGUNG EINES ARMES - Es wird nur mit einem Arm in dieser einmal eingenommenen Position gekreist. Die zugehörige Schulter, der gegenüberliegende Arm und das Becken bleiben realtiv unbeteiligt. Der gerade kreisende Arm beschreibt im Schultergelenk große, weit ausgreifende, langsame Bewegungen.

87. Unorthodoxes Schulterkreisen

HINWEIS - Diese Übung wirkt zu Beginn harmlos und vielleicht nichtssagend. Beschäftigt man sich aber einige Zeit konzentriert mit diesen Armbewegungen, entdeckt man ihre tiefe und wohltuende Wirkung.

WIRKUNG - Intensive Lockerung und Durchblutung der Hand- und Schultergelenke. Wohltuende Erwärmung des ganzen Armes.

**Nicht die einmaligen Einsichten sind es -
sondern dieser Weg zur Quelle des Lebens.**

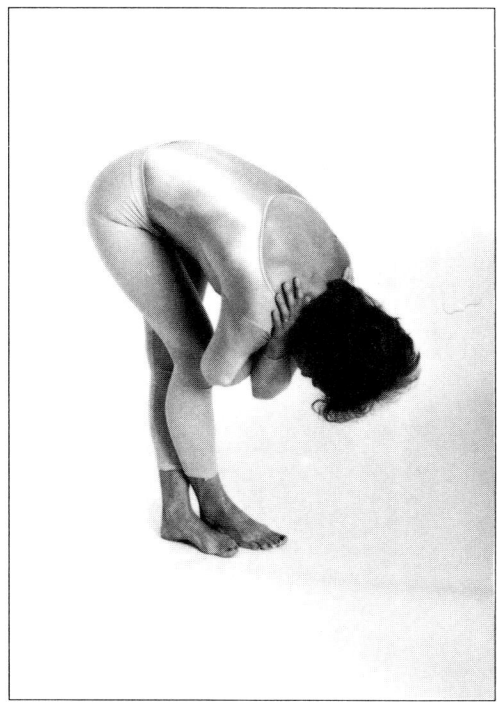

88. Warme Hände

ÜBERKREUZSTAND - Füße überkreuz stellen, sodaß die Füße ganz knapp beieinanderstehen.

DIE HÄNDE - überkreuzt auf die gegenüberliegende Schulter legen, sodaß Finger und Daumen nach hinten zeigen. Legen Sie die Hände unbedingt auf die Haut, schieben Sie sie unter das Leibchen oder unter den Trainingsanzug, sonst kann sich die Erwärmung der Hände nicht entfalten.

VORNEÜBERBEUGEN - Dann lassen Sie sich vorneüber sinken, der Kopf hängt lose herab, die Hände liegen angelegt auf den Schultern.

DAUER - Bleiben Sie in dieser Position einige Minuten, die Hände immer auf den Schultern gut aufgelegt. Dann hochkommen und nur die Füße anders herum überkreuzen und wieder geraume Zeit vorneüber hängen lassen.

88. Warme Hände

WIRKUNG - Diese tibetanische Übung entwickelt einen erstaunlich starken Energiefluß in den Armen und besonders den Händen. Für mich ist sie eine der schönsten Übungen überhaupt, die ich kenne. Zusätzlich wird durch den überkreuzten Vorwärtsbogen die gesamte Rückseite gut gedehnt.

Übungen, die nur als Pflichten gesehen werden,
verenden in der Antriebslosigkeit.
Wir haben die Freiheit, dies anders zu sehen.

89. Dehnen der Hände und Handgelenke

A. Man legt nur die Finger ganz aneinander, aber nicht die Handflächen. Die aneinandergelegten Finger dreht man so, daß die Fingerspitzen zur Brust zeigen. Nun drückt man die Handwurzeln vom Körper weg, ohne daß die Finger den Kontakt zueinander verlieren. Man spürt die Dehnung der Handgelenke am stärksten, obwohl die Wirkung viel weitreichender ist.
B. Nach 2 bis 3 Minuten löst man die Haltung auf und schaut seine Hände intensiv und genau an. Was sagen sie einem? Was möchten diese Hände? Was sagen sie über das eigene Leben aus?

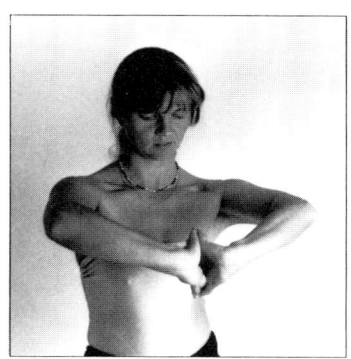

89. Dehnen der Hände und Handgelenke

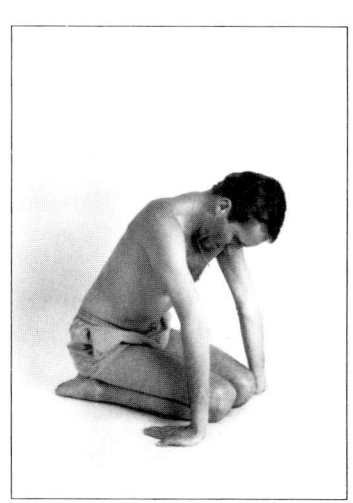

90. Dehnen der Hand- und Fußgelenke

90. Dehnen der Hand- und Fußgelenke

IM KNIEN - man setzt sich auf die Unterschenkel, die Füße sind ausgestreckt.
DIE HANDFLÄCHEN - werden neben den Knien so auf den Boden aufgelegt, daß die Fingerspitzen in Richtung der Zehenspitzen zeigen.
DEHNUNG - Man verlagert das Körpergewicht ganz langsam zurück, ohne die Handwurzeln vom Boden zu heben. Die Handgelenke sollen sehr behutsam gedehnt werden, damit die Bänder und Sehnen sich nicht überstrecken und ausleiern und stattdessen die Muskeln der Finger und Unterarme langsam nachgeben können.
Während man auf den Füßen sitzt, dehnen sich die Fußgelenke.

Dieser Atem,
wie er eingehüllt ist von der Stille des Nichts,
aus der die Kraft zu uns kommt.

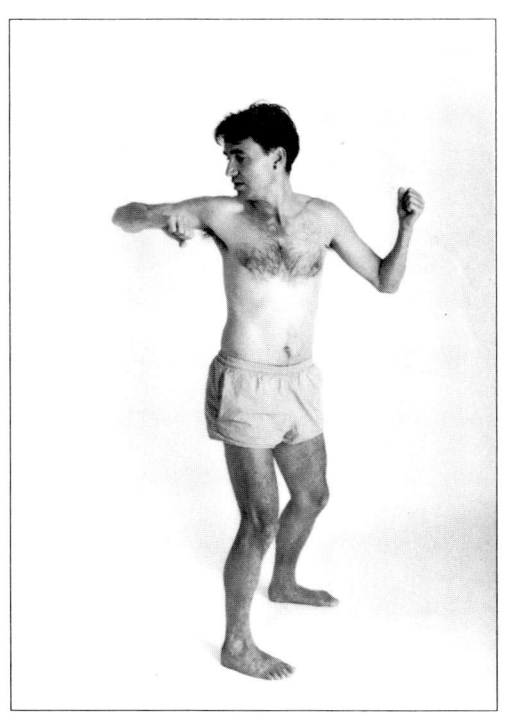

91. Der Ellbogenstoß

DIE ARMBEWEGUNG - abwechselnd mit einem Ellbogen waagrecht zurückstoßen, den Unterarm knapp am Rumpf und waagrecht zum Boden zurückführen.

STIMME - Bei jedem Ellbogenstoß ausatmen und EINEN LAUT AUSSTOSSEN.

KOPFDREHUNG UND BLICK - Den Kopf rasch drehen und vor dem Stoß dort hinblicken, wo der Ellbogen imaginär auftrifft (den Treffpunkt, das Ziel ins Auge fassen).

LANGSAM DIE STOSSKRAFT STEIGERN - Nicht gleich zu stark beginnen, vielmehr die Kraft der Ellbogenstöße mit der Zeit steigern.

DAS GLEICHGEWICHT - Nur so stark stoßen, daß das Gleichgewicht gut gehalten werden kann.

91. Der Ellbogenstoß

Ein lebendiger Mensch bewirkt durch seine bloße Anwesenheit,
daß Anderen mit der Zeit das Herz aufgeht.

SEGMENT: Brust - Herz

■ KURZKOMMENTAR - Kopf (1), Brust (2) und Becken (3) sind die drei wesentlichen Körper- und Energieräume. In ihnen wohnen schwerpunkthaft das Verstandes- und Vernunftsleben (1); das Gefühlsleben, die Lebensfreude und die Liebesmöglichkeiten (2); der Antrieb, das Lustleben und die Möglichkeiten zu umfassender Fruchtbarkeit (3). Sieht man sich den Namen "Bioenergetik" an, so kann man unschwer entdecken, daß sein Klang die Qualitäten von natürlicher Kraft und Energie betont, die Qualitäten der Gefühlstiefe und Herzenswärme vom Klang des Wortes selbst her weniger angesprochen werden, aber genauso wichtig sind.

■ Die Durchlässigkeit, die Strömungsmöglichkeiten, die Weichheit, Zärtlichkeit, Intensität und Gefühlstiefe, die Liebesfähigkeit des Menschen hängen einerseits von persönlichen und seelischen Einstellungen und Seinsqualitäten des jeweiligen Menschen, als auch von der körperlichen Beweglichkeit und Durchlässigkeit des Brustraumes und der angrenzenden Bereiche Zwerchfell und Nacken-Hals, ab.

■ Brust und Rücken zeigen hier wiederum das Korrespondenzprinzip. Wenn der Rücken hart wie ein Brett ist, wird die Brust kaum weich werden können und umgekehrt, wenn der Brustkorb sehr gespannt und aufgetrieben gehalten wird, wird der Rücken auch verhärten. Es ist oft hilfreich, bei stark angespannter Brustmuskulatur zuerst den Rücken und die Schultermuskulatur weich zu machen.

92. Kreisen des Brustkorbes

Jeder kennt das Beckenkreisen, man kann aber auch nur mit dem Brustkorb kreisen.
IM STEHEN
DIE HÄNDE - über dem Zwerchfell seitlich auf den Brustkorb legen.

KREISEN - Ohne mit dem Becken zu kreisen, kreist man nur mit dem Brustkorb. Bei langsamem Kreisen wird der Brustkorb mehr gedehnt.

**Wer sich der Übung hingibt
ist am Weg: Hingabe.**

93. Drehen des Brustkorbes

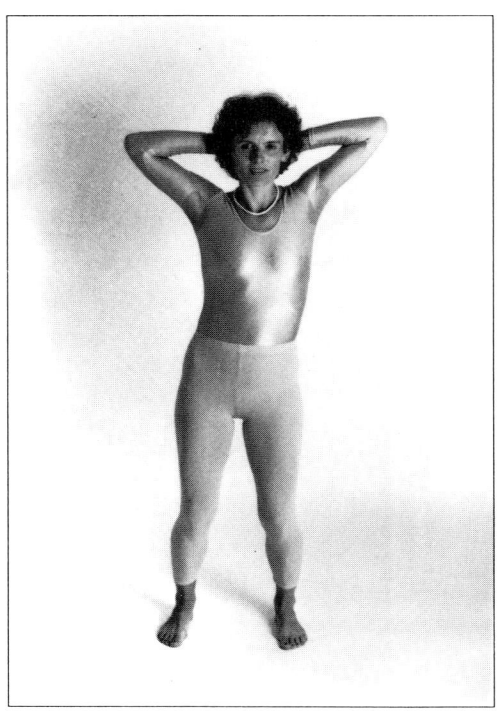

93. Drehen des Brustkorbes

IM STEHEN - schulterbreit, mit den Füßen und Knien parallel stehen.

HÄNDE UND ARME - Die Finger verklammern und die Hände hinter den Kopf geben. Die Ellbogen werden beide etwas zurückgedrückt, sodaß der Brustbereich aufgehen kann. Die Ellbogen bleiben beide leicht zurückgedrückt.

DREHEN - Becken und Knie nehmen nicht an der folgenden Drehung teil. Nur die Schultern und den Oberkörper lang ausatmend in einer kontinuierlichen Bewegung seitlich bis zum Anschlag drehen und dann mit leichtem Druck ein Stückchen weiterdrehen, weiterdehnen. Man muß seitlich am Brustkorb die Dehnung der Rippenbögen gut spüren. Einatmen und sich im Ausatmen mit gespannten Ellbogen auf die andere Seite dehnend drehen.

ACHTUNG - Hals dabei locker lassen, Schultern nicht hochziehen, Kopf etwas mitbewegen lassen, Ellbogen locker seitlich hängenlassen.

WIRKUNG - Alle Drehübungen wirken mehr oder weniger auch auf den Brustkorb.

VARIANTEN - »Seitwärtsbeugen mit Schulterdehnung«, Übung Nr. 32 (diese Übung wirkt auch sehr stark auf die Dehnung des seitlichen Brustkorbbereichs).

> In Wirklichkeit gibt es nur ein und dieselbe
> Übung in vielen Gestalten von vielen Übungen.

94. Klopfen der Brust

IM STEHEN - schulterbreit, Kniegelenke lokker, Füße und Knie stehen parallel.
KLOPFEN
A. Zuerst beklopft man mit offenen weichen Händen den Brustkorb, indem man entweder mit beiden Händen zugleich klopft oder rhythmisch abwechselt. Man klopft fest die Rippenbögen über dem Zwerchfell, dann den Bauch, den Unterbauch und arbeitet sich wieder langsam zur Brust hoch.
B. Man wölbt die Brust leicht vor und klopft mit lockeren Fäusten knapp links und rechts vom Brustbein auf und ab. Kurz, aber mit einiger Intensität klopfen (Lockern der Übergänge zwischen Brustbein und Rippenbögen, Anregen der Thymusdrüse).

95. Arme nach vorne strecken (mit Belastung)

KNIESTAND - Man geht im Parallelstand gut in die Knie und bleibt unten.
DIE ARME - werden ganz vor- und etwas aufwärts gestreckt. Die Arme werden als Ganzes bis in die Fingerspitzen vor- und aufwärts gestreckt, sodaß die Schultern auch mit nach vorne kommen.
AUGEN UND VORSTELLUNG - Man sieht mit den Augen zwischen die zirka 20 Zentimeter geöffneten Hände hoch und stellt sich vor, daß man zu einem Menschen aufsieht, den man inständig um etwas sehr Wichtiges bittet.
DAUER - Man bleibt in dieser verlangenden Position solange es mit Anstrengung einigermaßen geht und strengt sich bewußt an, diese Position exakt und mit großem Krafteinsatz zu halten.

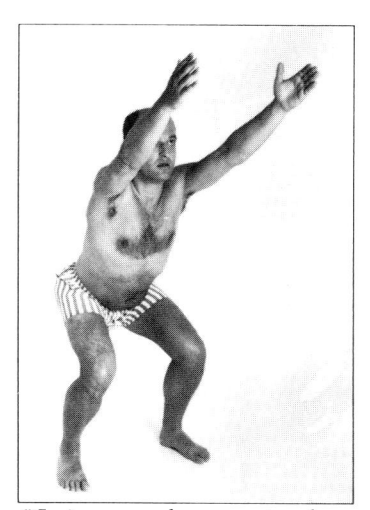

95. Arme nach vorne strecken
(mit Belastung)

ZIEL UND WIRKUNG - Das entschieden bittende, aber nicht harte Vorstrecken der Hände, Arme und Schultern macht den Brustbereich weich. Wenn man in zwei bis drei Wiederholungen lange genug mit Anstrengung steht, kann diese Übung ihre emotionale Kraft entfalten.

> Die Wirkung einer intensiv ausgeführten Übung
> erreicht die Tiefe eines Rituals.

96. Brustexpander im Liegen

IN RÜCKENLAGE - Mit Hilfe der Arme auf den Hinterkopf gehen, die Brust vom Boden abheben, die Arme seitlich locker ausstrecken.

ATMUNG UND VORSTELLUNG - In der Einatmung mit geschlossenen Augen die Brust ganz füllen und intensiv vorwölben (nicht das Becken hochstrecken), sanft, aber bestimmt in Richtung Himmel drücken. In der Ausatmung läßt man die Brust plötzlich zusammenfallen, aber ohne den Bogen-Kopf-Stand aufzugeben.
Man stellt sich vor, wenn man die Brust füllt und hochbewegt, daß man mit der eigenen Brust den Brustbereich eines geliebten Menschen zu berühren sucht.
Einige Minuten damit arbeiten.

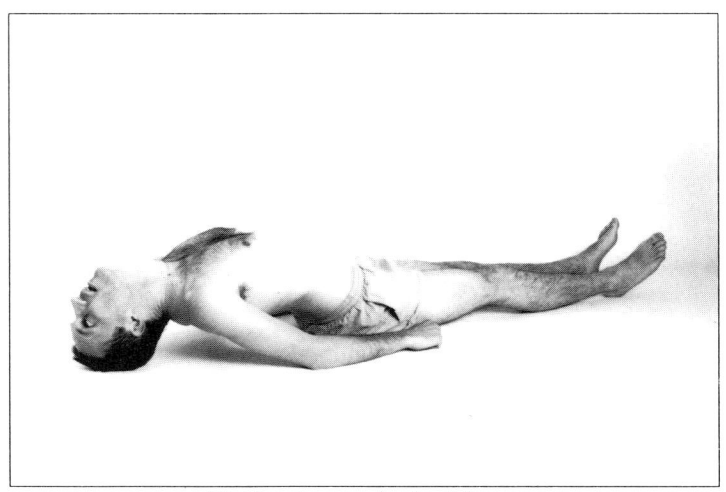

96. Brustexpander im Liegen

97. Seufzende Atmung

IN RÜCKENLAGE - Beine aufstellen.
DIE ATMUNG - Man atmet bewußt wie beim Seufzen. Im Seufzen atmet man sehr tief ein (ohne harten Leistungsdruck). Vom höchsten Punkt der Einatmung erfolgt dann die plötzliche Ausatmung mit dem stimmlich hörbaren Seufzer.

Nochmals: eine langgezogene, füllende Einatmungsphase, eine plötzlich einsetzende, kurze und die Brust zusammenfallenlassende Ausatmungsphase mit hörbarem Seufzer. 5 bis 10 Minuten.
ENDE - Am Ende liegen bleiben und nach innen lauschen.

> **Die wahre Übung besteht darin,**
> **das Leben in all seinen Facetten und**
> **Angelegenheiten zu meistern, - mit Menschlichkeit.**

- ÜBUNGEN 98 - 99: ALLE IN RÜCKENLAGE

98. Blasebalg

IN RÜCKENLAGE - Füße aufstellen und die Hände seitlich auf den Brustkorb in Höhe des Zwerchfells legen.
DIE ATMUNG - Den Brustkorb wie einen Blasebalg beatmen, kräftig füllend und leerend, aber ohne Überdruck. In der Ausatmungsphase läßt man den Brustkorb wieder unter stoßweiser Ausatmung etwas zusammenfallen.

99. Stufenatmung

IN RÜCKENLAGE - Füße aufgestellt.
DIE ATMUNG-
A. Man schließt die Augen, atmet in einem Zug aus und atmet dann stufenweise ein. Man atmet anfangs in 7 klar abgesetzten Abschnitten ein. Zwischen jedem Einatmungsabschnitt wird kurz angehalten, ohne wieder auszuatmen. Nach dem siebten Einatmungsabschnitt sollte die Lunge ganz gefüllt sein. Dann atmet man wieder in einem Zug aus und beginnt wieder in 7 Stufen einzuatmen. Nach und nach steigert man die Zahl der Einatmungsabschnitte auf 9, 11, 13, 15, je nach momentaner Möglichkeit, bis auf über 30 Stufen.

B. Dieselbe Stufenatmung mit umgekehrten Vorzeichen in der Ausatmungsphase. Die Einatmung erfolgt in einem Zug.

100. Das Herz ansingen

IN RÜCKENLAGE - die Augen schließen und mit einem Ton immer wieder das Herz ansingen, sodaß man von der Arbeitsrichtung her das eigene Herz in der Tiefe durch Klang und Schwingung des Tones erreicht, berührt, aktiviert und lebendig macht. Den Ton nicht pressen, sondern aus dem Innern entstehen lassen.

DAUER - 10 Minuten. Dann liegen und in sich hineinhorchen.

101. Die emotionale Kraft des natürlich liebenden Kindes

Diese und die nächste Übung sollten nur nach vorhergegangener, intensiver Bearbeitung des Brustbereiches gemacht werden.
IN RÜCKENLAGE - Beine aufgestellt.
DIE HÄNDE - werden so auf die Brust gelegt, wie wenn man ein Baby auf seiner Brust bäuchlings liegen hat und es sanft und liebevoll hält.
FOKUS DER AUFMERKSAMKEIT - Mit geschlossenen Augen stellt man sich vor, daß man ein Baby auf seiner Brust liegen hat, und atmet mit ihm. Man hört auf die Botschaft, die einem dieses imaginäre, aber lebendig vorgestellte Kind vermittelt. Man bringt seinen eigenen Anteil des einem selbst "innewohnenden natürlich liebenden Kindes" mit dem des Babys mehr und mehr in Kontakt, gibt sich den entstehenden Gefühlen und Bildern hin.
Wer selbst ein Baby hat, macht diese Übung am besten mit seinem Kind auf der Brust.

Bewußtes Atmen ist bewußtes Leben.
Bewußtes Leben kennt seine Richtung, kennt den Weg.
Der Weg aber ist das Wunderbarste, was einem Menschen widerfahren kann.
Der Weg ist die Richtung zum wahren Leben.

102. Herzens-Fragen

Nach diesen vorhergehenden Übungssequenzen kann man liegenbleiben und sich selbst mit geschlossenen Augen verschiedene Fragen zum Überprüfen stellen. Schwindeln gilt nicht:

- *Wer steht mir im Leben wirklich nahe, wen schätze ich, wen respektiere ich und wen liebe ich?*

- *Wen habe ich in meinem Leben wirklich geliebt?*

- *Wen liebe ich jetzt aus ganzem Herzen?*

- *Bin ich liebesfähig?*

- *Wer hat mich in meinem Leben wirklich geliebt, von wem fühle ich mich jetzt wirklich geliebt?*

WEITERE ÜBUNGEN

»Vorwärtsbogen mit Brustexpander«, Übung Nr. 30.
Übungs-Programm mit der Atemrolle, Position I und II.
Arbeit mit dem Bioenergetischen Atemstuhl.

Verführungen, Verfehlungen, Irrwege beginnen dort,
wo man seiner inneren Stimme untreu wird.
Allein, wenn man ihr folgt, ist man
im wahren Sinne »er-folg-reich«.

SEGMENT: Der Rücken (oberer und unterer)

KURZKOMMENTARE

■ Zum Einen ist die Dehnung, Bewegung und Lockerung der ausladenden Rückenmuskulatur für die Kraftentfaltung und Lebendigkeit äußerst wichtig. Der Rücken ist von Haus aus in seiner Grundfunktion neben den Beinen der Körperbereich, der für die Stabilität und Ichstärke, für Festigkeit und Standfestigkeit der Persönlichkeit zuständig ist. Wenn ein Mensch "Rückgrat hat", dann hat er sicher einen starken und gefestigten Rücken; das Rückgrat erhält wesentlich durch die Rückenmuskulatur seinen aufrechten Halt. Zum Anderen werden von vielen Menschen durch Verspannen der Rückenmuskulatur Energien festgehalten, die, da sie blockiert sind, nicht mehr zur Verfügung stehen. Ziel der Bioenergetik ist es, diese blockierten Energien durch Übungen und andere Formen der Körperarbeit zu befreien und dem jeweilgen Menschen wieder verfügbar zu machen.

■ Die Muskulatur der Arme und Beine reicht weit in den Rücken hinein, gestaltet und formt ihn. Nur wenn die Extremitäten durch die aktive Gestaltung der Lebenswelten genug bewegt werden, kann der Rücken sich so entwickeln, daß seine Muskeln nicht nur zum Aushalten und Ertragen befähigt sind, sondern darüber hinaus zu fruchtbarer und reifer Aktivität (wie zum Beispiel zum Halt-Geben-Können, zum Unterstützung-Bieten-Können, zum Tragen- und Mittragen-Können sozialer Prozesse).Trotz dieser dem Menschen Festigkeit und Tatkraft verleihenden Eigenschaft des Rückens ist er zugleich ein sehr sensibler und ungemein durchlässiger Teil des Körpers. Denken wir nur daran, daß jemand einem sanft über den Rücken streichelt.

■ Es gilt in zwei Richtungen zu schauen: Ist die Rückenmuskulatur entwickelt, aber verhärtet und verspannt? Oder ist die Rückenmuskulatur zu wenig entwickelt? Im ersten Fall gilt es, die verspannte Muskulatur durch Dehnung und Bewegung, Massage zu lockern, im zweiten, sie durch Ausdauerbewegung und kraftvolle, den ganzen Körper beteiligende Übungen über lange Zeit zu entwickeln , zu festigen, zu stärken.

Wohin gehen diese Bewegungen und woher kommen sie?

103. Das Reich'sche Laufen

IN RÜCKENLAGE - liegt man auf einer Matratze oder auf mehreren Lagen von Decken.
ARME UND BEINE - werden im Liegen rhythmisch genau wie im Laufen bewegt. Der Krafteinsatz soll so bemessen sein, daß man die Bewegung längere Zeit machen kann.
FOKUS DER AUFMERKSAMKEIT - Man beobachtet sich, wo man den Körper gegen die rhythmischen Bewegungen festhält. Viele Menschen haben die Tendenz Hals und Kopf festzuhalten und auch das Becken relativ unbeteiligt zu lassen. Sobald man merkt, daß man irgendwelche Muskeln verkrampft, , ist es günstig, diese Muskeln wieder bewußt loszulassen und darauf zu achten, daß sich der ganze Körper insgesamt rund bewegt und man sich den rhythmischen Bewegungen hingeben kann.
STIMME - Wenn die Bewegung anstrengender wird, ist es bewegungserleichternd, laut zu werden.

ENDE - Nach einigen Minuten mit geschlossenen Augen liegenbleiben und in sich hineinhorchen; alle Sensationen und Bewegungen, die in einem entstehen, zulassen und annehmen und ihnen Raum geben.

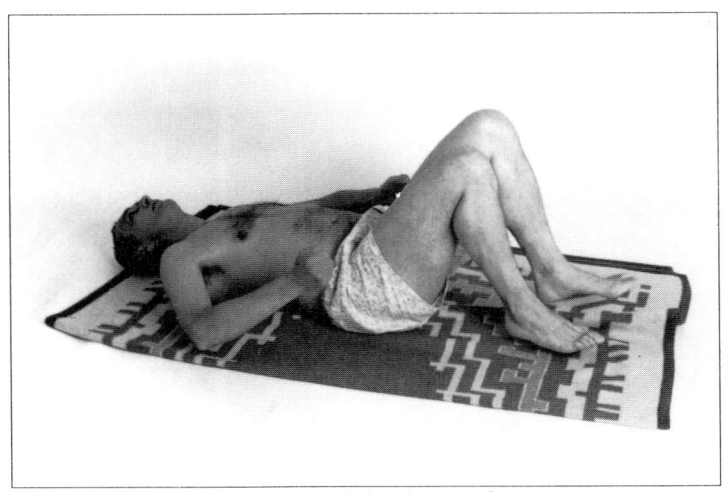

103. Das Reich'sche Laufen

WIRKUNG - Diese Übung arbeitet sehr gut den Rücken durch. Im therapeutischen Einsatz kann das Reich'sche Laufen tendenziell eine ganze Menge an emotional Verschüttetem auslösen.

**Schmerzen sind häufig ein Zeichen der Verspannung
im entsprechenden Körperbereich.**

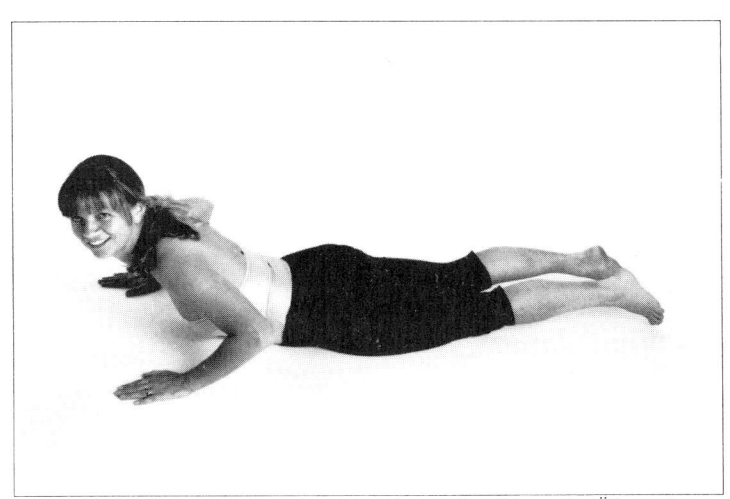

104. Festigung des oberen Rückens (kräftigende Übung)

IN BAUCHLAGE - beginnt man Kopf und Oberkörper zu heben und vom Boden hochzuhalten, indem man hauptsächlich die obere Rückenmuskulatur einsetzt. Man arbeitet nicht durch Verspannen der Beine, des Gesäßes oder des unteren Rückens. Sobald man dies tut, entspannt man diese Partie und konzentriert sich wieder auf den ausschließlichen Einsatz der Muskeln des oberen Rückens.
DIE HÄNDE - legt man in Schulterhöhe auf den Boden, stützt sich aber nicht durch die Armkraft hoch; lassen die oberen Rückenmuskeln etwas nach, kann man durch dosierten Druck mit den Armen die Arbeit der Rückenmuskeln unterstützen, aber ohne ihnen die Arbeit abzunehmen.
DAUER - Man hält den Oberkörper einige Zeit unter Anstrengung (dies ist eine sinnvolle Kraftübung) hoch. Läßt die Kraft erheblich nach, läßt man den Oberkörper wieder sinken und legt sich, sich auf die Schwere des Körpers und auf die Innerlichkeit konzentrierend, hin. Nach kurzer Erholungsphase wiederholen. Mindestens 2 Wiederholungen.

104. Festigung des oberen Rückens (kräftigende Übung)

ZIEL UND WIRKUNG - Dies ist eine der besten Übungen gegen den Rundrücken (Buckel, eingerollte Schultern). Die Übung entwickelt intensiv die Rückenstrecker in der oberen Körperhälfte, die dafür zuständig sind, daß der Oberkörper mühelos-anmutig aufrecht gehalten werden kann; sie macht auch die Wirbelsäule geschmeidig.
Gegen einen wirklichen Buckel ist der Yoga-Drehsitz (siehe Andre van Lysebeth, Literaturverzeichnis) eine effektive Übung.

**Etwas Sinnvolles zu tun, braucht mindestens zwei Komponenten:
damit zu beginnen
und dann dabei zu bleiben.**

105. Festigung des unteren Rückens

IN BAUCHLAGE - legt man die Arme seitlich neben den Körper.
KINN UND SCHULTERN - Das Kinn wird in einer bequemen Mittellage - weder vorgestreckt, noch angezogen - auf den Boden aufgesetzt. Der Kopf dreht sich nicht seitlich. Die Schultern bleiben während der ganzen Übung auf dem Boden liegen.
DAS HEBEN DES BEINES - Man beginnt zum Beispiel mit dem linken Bein. Das Bein wird so gerade, wie es am Boden liegt, ohne daß es abgewinkelt wird und ohne daß die Zehen gestreckt werden, so weit es geht hochgehoben. Das Hochheben erfolgt nur mit Hilfe der Muskulatur des linken Rückens und indem man sich etwas auf den linken Arm stützt.
DAS BECKEN - Wesentlich dabei ist, daß man beim Heben des Beines das Becken weder hebt, noch dreht und mit der Rückenmuskulatur der gleichen Seite arbeitet. Schwindeln mit dem Becken gilt nicht. Es geht nicht darum, möglichst weit hochzukommen, sondern die jeweilige Rückenmuskulatur zu betätigen, einzusetzen und zu stärken.
DAUER - Wenn das Bein gehoben ist, braucht man nur einige Sekunden zu halten. Kurz verschnaufen und das Bein wechseln. 2 Mal jede Seite.

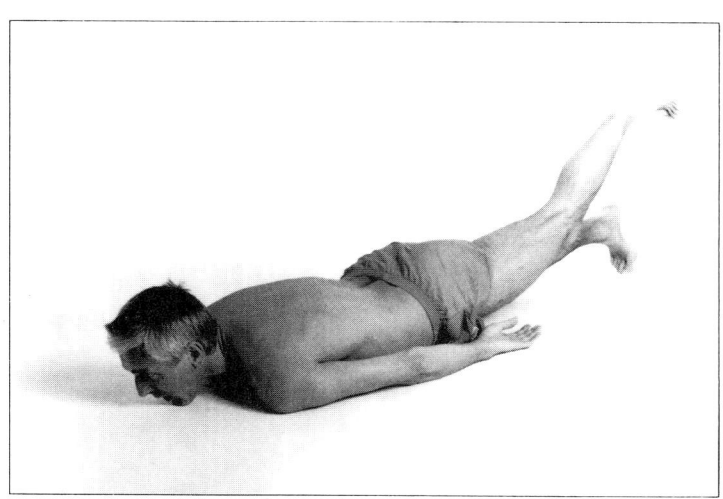

105. Festigung des unteren Rückens

WIRKUNG - Diese Übung heißt im Yoga "Halbe Heuschrecke". Sie stärkt die Rückenstrecker des unteren Rückens, kräftigt den Rücken und macht die Wirbelsäule beweglich; sie fördert die Durchblutung der Organe des Bauchraumes, wenn sie richtig ausgeführt wird.

*Im Besonderen das Besondere suchend
findet man zum Allgemeinsten.*

106. Holzhacken
(Kraft-Aggressions-Übung)

Diese Übung zählt zu den besten Aggressionsübungen, aber auch zu den effektiven Lockerungsübungen des oberen Rückens. Wir werden sie später noch in der Reihe der Aggressionsübungen wiederfinden.

IM STEHEN ODER KNIEN
BEWEGUNGSABLAUF - Man kniet vor einer Matratze (oder einem großen dicken Polster), holt mit gestreckten Armen über und hinter dem Kopf aus und schlägt auf die Matratze, indem man zum Beispiel »Nein« schreit. Man beginnt nicht mit voller Kraft, steigert bei Bedarf erst im Laufe der Übung. Die Gesamtbewegung soll rund, flüssig-spritzig und zusammenhängend sein. Die Kraft, die man in sie hineinlegt ist zuerst sekundär.
DIE ARME - Die Übung ist für die Lockerung des oberen Rückens nur effektiv, wenn die Ellbogengelenke den gesamten Bewegungsablauf hindurch nicht abgewinkelt werden und die Ausholbewegung weit genug hinter dem Körper beginnt. Nur so wird der obere Rücken durchgearbeitet. Die Fäuste, die wie Hämmer benutzt werden, bewegen sich in einem Abstand von zirka 20 Zentimeter Entfernung voneinander.

DAS BECKEN - In der Ausholphase muß das Becken vom Kniesitz hochgehoben werden und ganz nach vorne kommen, nach vorne gelassen werden. In der explosiven Phase des Zuschlagens soll das Gesäß und somit das Becken kraftvoll und schnell ganz nach hinten unten bewegt werden, in die entgegengesetzte Bewegung der Fäuste.
DIE AUGEN - erfassen von Beginn an ihr Ziel, also den Treffpunkt der Fäuste und bleiben dort während der ganzen Übung, auch beim Ausholen. Nur wer sein Ziel im Auge behält, sich ganz darauf konzentriert, kann all seine Kräfte darauf konzentrieren, dieses zu erreichen.
STIMME UND ATMUNG - Jedes Mal beim Auftreffen mit einem kräftigen Laut, z.B. »Ha«, ausatmen oder mit dem »Nein« (»Laß mich!« »Geh weg!« »Ich will nicht!« » Komm her!« usf.) arbeiten.

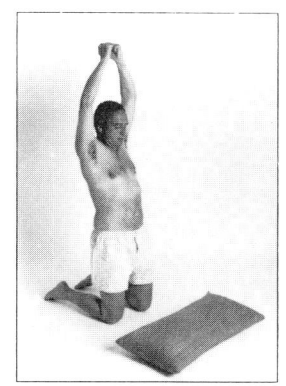

106 a. Holzhacken
(Ausholphase)

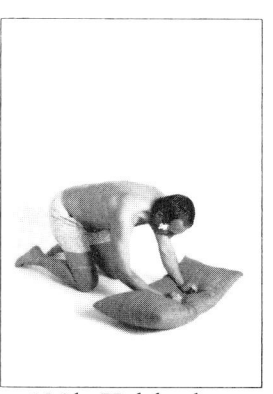

106 b. Holzhacken
(Entladungsphase)

SINN UND WIRKUNG - Im Rücken wird oft viel Spannung festgehalten, vor allem aggressive Gefühle. Viele Menschen haben eine große Scheu, sich durchzusetzen, den ihnen zustehenden Platz zu behaupten. Dies sich selbst zu erlauben, ist auch Sinn dieser Übung. Dies ist eine Lieblingsübung Alexander Lowens. Lowen ist einer der Väter der Bioenergetik.

**Wenn wir durch Übungen nicht etwas bekommen würden,
würden sie ihren Reiz sofort verlieren: Erfüllung.**

107. Beine und Arme halten den Himmel

Dies ist eine Kraftübung. Damit diese Übung ihre Effektivität entfalten kann, ist der volle Krafteinsatz nötig, sogar über jene Grenze hinaus, wo man üblicherweise, sich selbst schonend, stehenbleibt. Hier geht es nicht um Schonung, sondern um restlosen Einsatz.

*IN RÜCKENLAGE
DIE BEINE UND ARME - zum Himmel hochstrecken und über die ganze Zeit gestreckt hochhalten. Die Vorstellung dabei ist, daß man mit den Fußsohlen und Handflächen den Himmel hochhält. Die Beine werden zwischen Kreuzbein und Fersen, die Arme zwischen Schultern und Handwurzeln gestreckt. Wenn es anstrengend wird, laut atmen, stöhnen, laut werden, aber hineinbeißen und die Position lange halten. zwei exakte Wiederholungen genügen.
ENDE - Am Rücken mit geschlossenen Augen liegend in sich hineinhorchen und bemerken, was die Übung ausgelöst hat. Das Sich-Lösende fließen lassen.*

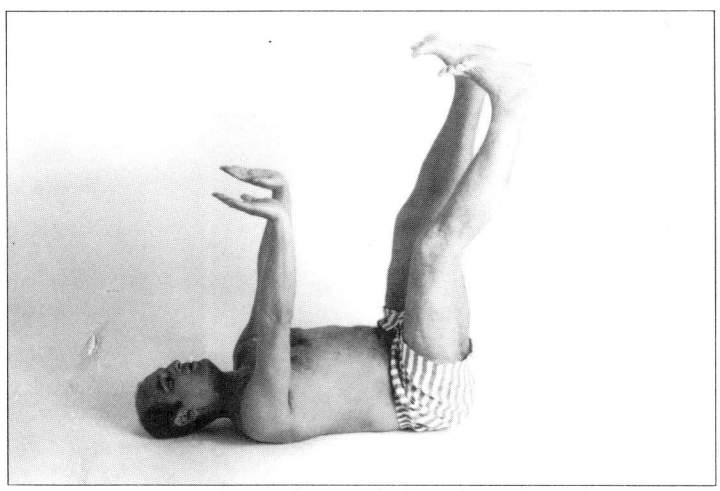

107. Beine und Arme halten den Himmel

WIRKUNG - Durch das kraftvolle und dauerhafte Einsetzen der Extremitäten und der Rückenmuskulatur, wird der Rücken bewegt, gelockert und die Körpermitte in Bewegung gebracht. Der Energiefluß in der Körpermitte ist schon am Ende der korrekt ausgeführten Übung durch Zittern, innere Bewegungen, Vibrieren deutlich spürbar.

> Die Übung führt zu Wachstum,
> das Wachstum zu Veränderung,
> die Veränderung zur »Aufgabe«.

108. Entlasten des unteren Rückens

IN RÜCKENLAGE
DIE KNIE - werden an die Brust herangezogen und durch eine umarmende Bewegung der Unterarme dort gehalten.
ATMUNG UND BEWEGUNG - In der Einatmungsphase drückt man die Knie vom Körper mittelstark weg, hält sie aber zugleich mit seinen Armen fest. Die Kraft der wegdrückenden Beine und die Kraft der heranziehenden Arme hebt sich in sich selbst auf. Dadurch aber wird die Lendenwirbelsäule gedehnt und entlastet. In der Ausatmungsphase zieht man die Knie etwas zur Brust heran, sodaß die Bauchorgane gepreßt und dadurch massiert werden. Einige Minuten fortfahren.
KOPF UND NACKEN - bleiben locker und unverkrampft.

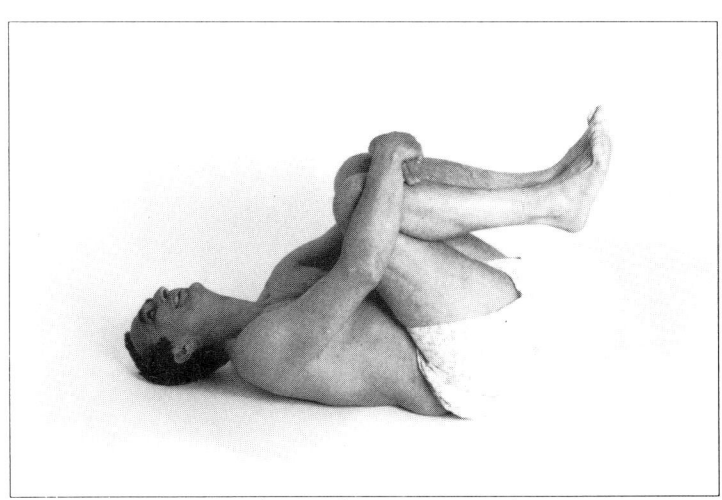

108. Entlasten des unteren Rückens

109. Übungen mit der Kleinen Atemrolle

Hier kommen die Positionen I und II besonders in Betracht. Diese Positionen vermögen den Rücken intensiv und effektiv zu lockern und jahrelang blockierte Anteile zu lösen. Siehe die ausführliche Beschreibung in einem späteren Kapitel.

WEITERE GUTE ÜBUNGEN FÜR DEN RÜCKEN SIND - »Sitzvorbeuge«, Übung Nr. 9; »Rückwärtsbogen«, Übung Nr. 2; »Vorwärtsbogen«, Übung Nr.3;» Seitwärtsbogen«, Übung Nr. 4; »Hänge- und Streckstütz«, Übung Nr. 6; ; »Beckendehnung«, Übung Nr. 10; »Seitwärtsbogen mit Schulterdehnung«, Übung Nr. 32; Arbeit mit dem Atemstuhl.

**Wenn Du andere Wesen in Deinen Atem nimmst,
Dich furchtlos ganz in sie hineinatmest,
wird das Andere zu Dir, wird in Dir etwas ganz anders.**

SEGMENT: Atmung und Zwerchfell

- KOMMENTAR
Wenn wir auf das Atmen der Menschen achten, können wir, ohne objektiv viel über sie zu wissen, subjektiv das Wesentlichste von ihnen erfahren. In der Art der Atmung zeigt sich ihre Lebensweise sofort. Der Atem fährt durch den Körper, wie durch ein Blasinstrument, und läßt so die Gestimmtheit des Instruments, seine atmosphärische Beschaffenheit deutlich hörbar werden. Wenn man nicht abgelenkt ist durch die Fülle der vielen Worte, durch Nichtwissen oder Täuschung, kann man die einfachen Botschaften, die die einzelnen Menschen ein Leben lang verbreiten, leicht hören. Auf diese einfachen Botschaften kommt es an. Wie sich der Atem durch diesen Körper bewegt, ist von entscheidender Bedeutung; die Qualität des Atems verbindet sich mit der Qualität des Lebens. So wie das Spiel eines Holzblasinstruments im einen Fall die Seelen und Herzen der Menschen öffnet, kann es sie im anderen Fall versteinern. Das ist die Macht, die Kraft des Atems. *Der Atem ist die große Brücke zwischen der materiellen Welt der Körper und der immateriellen Welt, die durch Klang, Gefühl und Schwingung ihr Leben ausbreitet. Im Atem klingt alles zusammen.*
- DIE TIEFE DES ATEMS - Wir können den Umfang des Atmens vermindern, blockieren, aber wir können bis zu unserem Tode nicht verhindern, daß es in uns atmet. Die große Freiheit, die wir im Leben haben, besteht darin, eine volle und unbehinderte Atmung zu entfalten. Wenn uns etwas weh tut, sind wir geneigt, sofort die Luft anzuhalten, um den Schmerz zu verhindern. Um aber tief atmen zu können, müssen wir als Erwachsene einsehen, daß es gilt, das Schmerzliche im Leben anzunehmen, damit das Leben sich in seiner ganzen Fülle in uns ausbreiten kann: Erfüllung, Tiefe, Reife.
- DIE ARTEN DES ATEMS - Man unterscheidet Bauch-Zwerchfell-Atmung, Brust-Atmung und Lungenspitzenatmung. Alle drei schwingen zusammen in der Welle des Einatmens und Ausatmens. Jede Übung zielt darauf hin, den Atemwellen die volle Bewegungsfreiheit zu geben. Entspannt zu sein bedeutet, den Atem frei fließen lassen zu können, die Muskelspannung nicht behindernd einzusetzen, damit die Flamme des Lebens durch den Sauerstoff der Atmung stetig brennen und leuchten kann.
- DIE BEWEGLICHKEIT DES ZWERCHFELLS - ist für das Zusammenspiel der Arten der Atmung von entscheidender Bedeutung. Bei sehr vielen Menschen ist das Zwerchfell verspannt oder angekrampft, was die Atemtiefe und die Kraft des Lebensstromes sofort vermindert. Die Beweglichkeit des Zwerchfells ist für die persönliche Gelassenheit und das Gefühl der Lebensfreude entscheidend.
- DIE QUALITÄT DES ATEMS - ist von entscheidender Bedeutung. Wir können bewußt mit der Qualität des Atems arbeiten, indem wir zum Beispiel kräftigende Luft atmen oder einen reinigenden Atem wählen. Die Existenz der Qualität des Atems bleibt den meisten Menschen zeitlebens unbewußt. Sie pressen den Atem, halten ihn in Kraftlosigkeit, lassen ihn nur stockend gehen, oder halten ihn an der Oberfläche ihrer selbst. Im Atem sind alle Qualitäten enthalten, der Atem verbindet alle Wesen miteinander, über persönliche Grenzen und sogar über den Tod hinaus.
- DIE PLACIERUNG DES ATEMS - Wir können den Atem unter anderem im Körper, in Klängen und Farben, in Bildern, im Herzen, im Atem selbst, in verschiedenen Elementen, in anderen Wesen, in der Natur, in Himmelskörpern und Sternen, im Kosmos, in Tod und Nichts placieren.

> Wir können nicht einmal einen einzigen Atemzug begreifen,
> aber diesen, sich auflösenden Moment,
> in dem wir mit seiner Hilfe weiter vordringen
> in das Versteck seiner Unendlichkeit.

1. ALLGEMEINE ATEMÜBUNGEN

110. Das Orten der Atmungsarten

IN RÜCKENLAGE mit aufgestellten Beinen.

- BAUCH-ZWERCHFELLATMUNG - Zuerst die Hände auf den Bauch legen und gegen einen leichten Widerstand der Hände ein- und ausatmen.
- BRUSTATMUNG - Dann die Hände seitlich in Höhe des Zwerchfells auf den Brustkorb legen und diesen zwischen den Händen spürend vollatmen, ganz weiten und ausatmend ganz leeren, zwischen den Händen schmal werden lassen.
- LUNGENSPITZENATMUNG - Zuletzt weder in den Bauch noch in die Brust atmen. Beim sehr vorsichtigen Einatmen nur im obersten Abschnitt des Brustkorbes und in die Schultern hineinatmen; beim Einatmen die Schultern langsam ganz hochziehen und in die Lungenspitzen hineinatmen, beim Ausatmen die Schultern wieder senken.
- VOLLSTÄNDIGE ATMUNG - Am Schluß alle drei Atmungsarten zu einer einzigen zusammenhängenden Aus- und Einatmungswelle verbinden.

111. Erdatem (Entspannung)

IN RÜCKENLAGE mit aufgestellten Beinen.
ATMUNG - Mit geschlossenen Augen liegen, der Ein- und Ausatmung mit voller Konzentration eine Zeit lang folgen.
ATMUNG UND KONZENTRIERTE VORSTELLUNG - Dann mit der Vorstellung arbeiten, daß man beim Einatmen Energie aus der Erde durch den Rücken hindurch in seinen Körper einatmet, beim Ausatmen die Schwere zur Erde hinunteratmet.. Einige Minuten ausführen.
ABSCHWEIFENDE GEDANKEN - Schweifen die Gedanken ab, was wahrscheinlich passieren wird, dies bemerken und die Aufmerksamkeit immer wieder auf den Fokus von Energie und Schwere zurückführen.

112. Lichtatem

IN RÜCKENLAGE

ATMUNG UND KONZENTRATIVE VORSTELLUNG - Die Augen schließen und sich vorstellen, daß über einem eine imaginäre, wunderbar strahlende Sonne leuchtet. Das Licht und die leuchtende Kraft dieser Sonne in den Körper einsaugen, in jede Zelle hineinatmen, sodaß die Zellen durch die aufgenommene Energie intensiv zu leuchten und zu schwingen beginnen. Beim Ausatmen sich vorstellen, daß man das durch den Körper etwas umgewandelte Licht wieder in den umliegenden Raum hinaus ausstrahlt.

In jedem Atemzug gehen wir über uns hinaus.

**Im Atem geht das Unendliche ein ins Begrenzte,
findet Heimstatt, - hier.**

113. Reinigungsatem

IN RÜCKENLAGE
FOKUS DER ATMUNG - Mit geschlossenen Augen asich darauf konzentrieren, daß man sich in der Ausatmung vorstellt, alles Schlechte, Üble, Kranke, Belastende, Verunreinigende hinauszuatmen und sich in der Einatmung mit einer ganz klaren, Körper und Seele reinigenden Qualität der Luft füllt.

114. Atempausen (Atemverhaltung)

IN RÜCKENLAGE
FOKUS DER ATMUNG - Mit geschlossenen Augen den Atemrhythmus und die kurzen Pausen am Ende der Aus- und Einatmung beobachten, ohne den Atemvorgang wesentlich zu beeinflussen (begleitende Wahrnehmung). Nach und nach ab und zu die Einatmungspausen bewußt etwas verlängern, ohne dabei in Bedrängnis, ins Würgen oder in Beklemmung zu kommen. Beobachten, was innen in den Pausen passiert. Immer öfter die Pausen etwas verlängern, ausprobieren, was abläuft, wenn man sowohl die Einatem- als auch die Ausatempausen etwas verlängert.
WIRKUNG - Wenn ohne Leistungsdruck und jenseits von Bedrängnis gearbeitet wird, kann man sich durch diese Übung wie auch durch die vorhergehenden sehr gut entspannen und innerlich wieder klar werden. Die Zellatmung wird aktiviert und man kann durch diese Übung auch sein Herz gut spüren, was für manche Menschen sonst sehr schwierig sein kann.

115. Seufzende Atmung

IN RÜCKENLAGE - Beine aufstellen.
DIE ATMUNG - Man atmet bewußt wie beim Seufzen.
Im Seufzen atmet man sehr tief ein (ohne harten Leistungsdruck). Vom höchsten Punkt der Einatmung erfolgt dann die plötzliche Ausatmung mit dem stimmlich hörbaren, erleichternden Seufzer.
Nochmals: eine langgezogene, füllende Einatmungsphase, eine plötzlich einsetzende kurze und die Brust zusammenfallenlassende Ausatmungsphase mit hörbarem Seufzer. 5 bis 10 Minuten.
ENDE - Am Ende liegen bleiben und nach innen lauschen.

116. Stöhnende Atmung

IN RÜCKENLAGE
ATMUNG - Die Augen schließen und dieselbe Bewegung wie beim tiefen Stöhnen vollziehen, so wie wenn man sich nach einer großen Belastung von der Schwere und vom Druck der Last befreit. Einige Minuten laut stöhnend atmen.
WIRKUNG - Die Brust wird zuerst gedehnt, dann durch die stöhnende Ausatmung entspannt; auch das Zwerchfell wird ein kleines Stück angestoßen und dadurch gelockert. Ein paar Minuten.

> Das Licht kommt von außen, die Freude von innen;
> wir aber wissen nicht, was geschieht,
> wenn Licht, Freude und Atem sich miteinander verbinden.

117. Verschiedene Qualitäten des Atems

IN RÜCKENLAGE mit aufgestellten Beinen.
ABLAUF - Man atmet sich nach und nach wechselnd in verschiedene Körper hinein. Zum Beispiel in den Körper des Liebenden, des Hassenden, des Sehnenden, des Trauernden, des Ängstlichen, des selig lächelnden Kindes, des kraftvollen Souveräns usf.
FOKUS DER WAHRNEHMUNG - Beobachten, wie sich der Körper und die Atmung in jeder der Qualitäten verändert.

118. Sphincteratmung (Placierung des Atems)

IN RÜCKENLAGE
FOKUS DER ATMUNG - Man stellt sich vor, durch den Anus aus- und einzuatmen. Man visualisiert den Sphingtermuskel und stellt sich aktiv vor, wie er sich in der Einatmung weitend öffnet und sich im Ausatmen wieder zusammenzieht. Einige Minuten sehr konzentriert in dieser Weise atmen.
SINN UND WIRKUNG - Durch anhaltende Konzentration auf bestimmte Körperbereiche, werden diese entspannt, belebt, durchblutet. Gerade das Gesäß, Beckenboden und Anus werden sehr häufig zusammengezogen und angekrampft.

Wenn wir begreifen, was Atmen wirklich bedeutet, werden wir auf diese, unsere Erde achten können.

2. ÜBUNGEN ZUR LOCKERUNG DES ZWERCHFELLS

■ KURZKOMMENTAR
Viele Mensch wissen nicht, wo ihr Zwerchfell ist. Viele Menschen wissen nicht, was die leichte Beweglichkeit dieses Muskels, der quer durch die Körpermitte reicht, für eine hohe Bedeutung für das seelische und persönliche Wohlbefinden hat. Bei sehr Vielen in unserer Kultur ist das Zwerchfell verkrampft und angespannt. Die Folge ist, daß die Empfindungs- und Erlebnisfähigkeit, Atmungs- und Pulsationsmöglichkeit, Liebes- und Orgasmusfähigkeit, eingeschränkt, behindert und blockiert werden.

Die folgenden Übungen helfen wieder Bewegung in das Zwerchfell hineinzubringen. Wirkungsvoller, aber auch schwerer sind die Übungen auf der Atemrolle und mit dem Atemstuhl, die in einem späteren Kapitel folgen.

119. Lachendes anstoßen

IN RÜCKENLAGE - Mit kurzen Lauten und Tönen, wie beim Lachen, das Zwerchfell anstoßen. Der Bauch muß dabei unter das Niveau des Brustkorbes zurückgestoßen werden.

120. Ausatmung auf »s«

IM SITZEN ODER IN RÜCKENLAGE - den Mund breit machen, die Oberlippe über die Zahnreihe zurückschieben und auf ein scharfes »s« die ganze Luft ausatmen; zum Schluß den letzten Rest aus sich herauspressen, dann erst in einem Zug einatmen.

121. Stoßweise Atmung auf »f«

IM SITZEN - mit den Lippen ein festes »f« bilden und in kurzen energischen Stößen die Luft, ohne dazwischen wieder einzuatmen, aus sich ganz herauspressen. Am Ende sollte das Ziehen in den Lungenenden gespürt werden. Etliche Wiederholungen.

122. Stoßweise Reinigungsatmung

IM SITZEN - die Luft durch die Nase stoßweise ausatmen, dabei wird die Bauchdecke letztlich bis an die innere Seite der Wirbelsäule ruckweise zurückgestoßen. Die Einatmung erfolgt dann weich und zügig. 1 bis 2 Minuten lang wiederholen.

Wir atmen.
Das Leben atmet.
Das Geheimnis atmet in uns.

123. Hechelnde Bauchatmung

IN RÜCKENLAGE - die Beine aufstellen.
ATMUNG - Der Bauch wird in der Ausatmung ganz eingezogen und weiter eingezogen gehalten. Dann wird der Brustkorb in der Einatmung mit Luft vollgepumpt, anschließend geht man in eine hechelnde Bauchatmung über.
VARIANTE - Bauch einziehen, Brust aufatmen, Luft anhalten und in angehaltener Position, solange es geht, fest auf ein zusammengedrehtes Handtuch beißen, wenn das Anhalten schon schwer wird, weiter auf das Handtuch beißen und dabei die hechelnde Bauchatmung praktizieren.

124. Peitschenatmung (schwer)

IM SITZEN - sich etwas vornüberbeugen, die Hände auf die Knie legen, auf die Bauchdecke schauen, ohne Krampf vollständig ausatmen, daß der Bauch ganz eingezogen ist und die Luft anhalten. In der angehaltenen Position beginnen, die Bauchdecke immer wieder, so gut es ungeübt geht, gegen die Innenseite der Wirbelsäule ruckartig peitschend zurückzuschlagen. Wieder rund einatmen, ausatmen und peitschende Bewegungen. Einige Male bis die Muskeln ermüdet sind. Einige Atemzüge rasten und wiederholen. Wenn man diese Übung oft macht, kann man die Bewegung der Bauchdecke immer leichter, kräftiger und öfter ausführen. Ausdauer und Geduld sind wichtige Energiequellen.

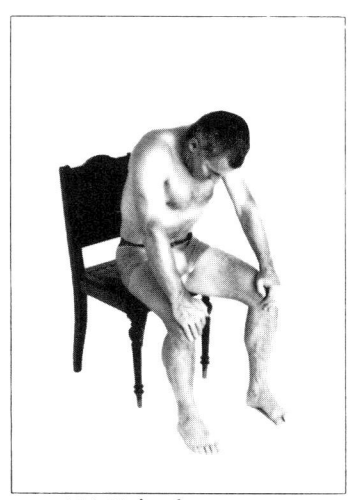

124. Peitschenatmung

SINN UND WIRKUNG - Diese Atemübung, die aus dem Yoga kommt, bearbeitet sehr stark das verspannte Zwerchfell, regt das Verdauungsfeuer insgesamt kräftig an, massiert die Bauch-Beckenorgane intensiv und wirkt sehr entspannend auf den verkrampften Enddarm (Obstipation). Das Atemverhalten aktiviert die Zellatmung optimal und wirkt auf die Amplitude der spontanen Atmung erweiternd. Die Übung kann bei Verstopfung und erschwertem Stuhlgang auch sehr gut auf der Toilette durchgeführt werden. Der Darm reagiert schon nach kürzerer Zeit prompt.

WEITERE ÜBUNGEN - »Stufenatmung«, Übung Nr. 99, Kapitel »Segment Brust-Herz«; Atemrolle Position II; Atemstuhl, Standardübung; Übung Nr. 65, »Vorwärtsbogen mit Kieferdehnen und Haaa..«, Segment Mund-Zunge-Kiefer.

Sexualität bedeutet,
daß Lust, Geist und Liebe
in einer einzigen, hohen Welle schwingen.

SEGMENT: Becken-Sexualität

KURZKOMMENTARE

■ Menschen, die wie wir, die wir in kühleren Klimazonen leben, nicht auf Stühlen, sondern erdnahe sitzen, zeigen eine große oder weit größere Beweglichkeit des Beckens. Für uns Mitteleuropäer scheint es notwendig, Übungen für diesen wichtigen Körperbereich zu machen, um zumindest einigermaßen beweglich und energetisch durchlässig zu sein.

■ BEWEGLICHKEIT DES BECKENS - Bioenergetisch gesehen, werden die Muskeln um das Becken, die Oberschenkelmuskulatur, das Gesäß, der Beckenboden, die Bauchmuskeln, die Muskeln des Unterbauches und die Muskeln im Becken verspannt und verkrampft, um lustvolle, aggressive, aber auch andere Regungen, Gefühle und Handlungsimpulse, für die man sich noch schämt, die einem noch peinlich sind, für die man sich schuldig oder schlecht fühlt, aus alter Angst abzuwehren. Diese, in den Muskelverspannungen gleichsam organisch eingeschriebenen Verbote der Lust, kann man durch lösende und entspannende Beckenübungen in Erlaubnisse umwandeln.
Sehen wir Menschen im Rahmen von akrobatischen oder anderen Vorführungen, deren Beweglichkeit des Beckens groß ist, bewundern wir dies. Intuitiv verspüren wir, daß diese Beweglichkeit Erfüllung verspricht. Was aber sind wir selbst bereit, für unsere eigene Beweglichkeit tagtäglich zu tun?

■ SEXUALITÄT - Das Thema »Beckenübungen« erinnert uns, daß die übende Anstrengung und Bemühung das lustvolle Tun nicht überholen sollte. Qual und Zwang sind Gehilfen des Frusts und verewigen die Freud- und Lustlosigkeit, aber gerade das möchten wir in der Bioenergetik vermeiden.

DIE BEIDEN FLÜGEL DER WEISHEIT SIND LIEBE UND MITGEFÜHL:
Du bist gemeint, Du bist geliebt, Du bist das Ziel all der Zärtlichkeit. Hingebend drängt es uns ins Ungewisse,
einer als Wegbereiter für den anderen, einer den anderen ermutigend,
zusammen zur Höhung des Lebens selbst.

■ KURZKOMMENTAR

Zur Dehnung und Lockerung des Beckenraumes ist es sinnvoll zugleich das Hals-Nacken-Kiefersegment, die Brust und das Zwerchfell mit Hilfe von Übungen zu bearbeiten.

Auf der persönlichen Ebene korrespondieren Gelöstheit und Energiefluß mit Liebesfähigkeit; Verkrampftheit, Verspanntheit mit Ungeliebtsein und eingeschränkter Liebesmöglichkeit.

1. ALLE VIBRATIONSÜBUNGEN SIND INTENSIVE BECKENÜBUNGEN

2. KONVENTIONELLE BECKENDEHNUNGEN

125. Beckendehnung im Sitzen

AUFRECHTER SITZ - Die Fußsohlen aneinanderlegen und die Füße mit den Händen halten. Beckenboden und Fersen sind sich relativ nahe. Wichtig ist, daß die Wirbelsäule ganz aufrecht gehalten wird. Man drückt die Knie aus eigener Muskelkraft eine zeitlang Richtung Boden (ohne Wippen arbeiten, das Wippen schadet den Bändern).

VARIANTE - Zwischendurch kann man sich in der gleichen Position links und rechts hin- und herwiegen.

VARIANTE - Vergrößert man den Abstand zwischen Fersen und Beckenboden etwas, bekommt man eine veränderte Dehnung in den Schenkelinnenseiten.

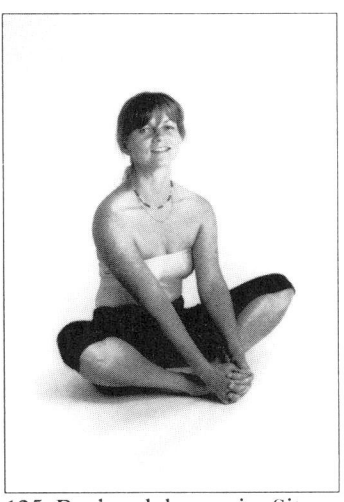

125. Beckendehnung im Sitzen

**Die wahre Übung
zielt nicht auf den äußeren Zweck.**

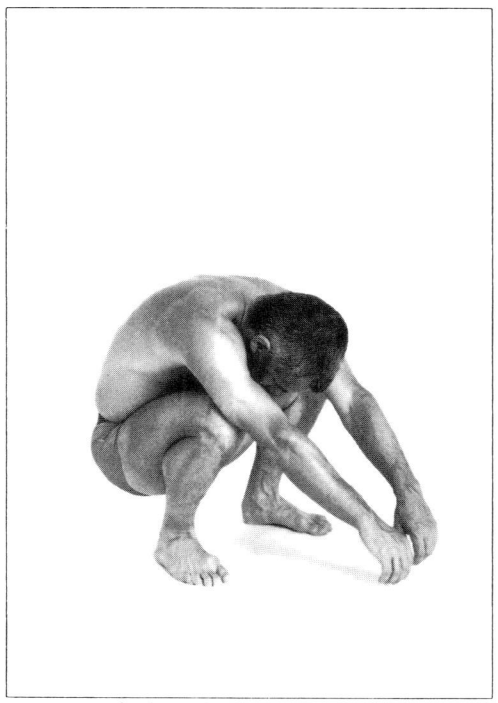

126. Zwischen die Beine hinuntersetzen

HOCKSTELLUNG - Man setzt sich zwischen die Beine hinunter.
EINFACHE HILFEN - Da dies für viele schwer ist, gibt es für diese Dehnung eine einfache Hilfe. Man ergreift ein Fußbein eines schweren Stuhles, eines Tisches, einen Pfosten möglichst weit in Bodennähe und hockt sich so zwischen die Beine hinunter. Ist man im Freien, kann man sich zuerst auf eine leichte Schräge stellen (oder man legt sich kleine Steine unter die Fersen) und dehnt.

126. Zwischen die Beine hinuntersetzen

**Letztendlich:
die innere Freiheit übt sich selbst.**

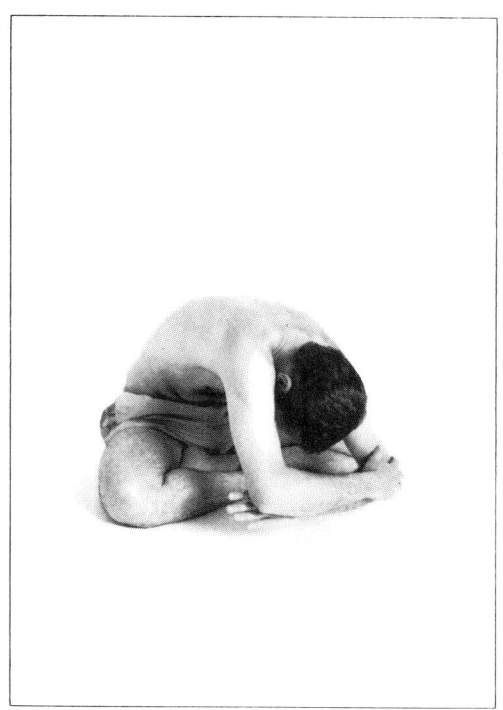

127. Vorbeugen aus dem Türkensitz

*IM TÜRKENSITZ - Man legt die Unterarme aneinander und läßt sich langsam durch das Gewicht der Arme und des Kopfes nach vorne gegen den Boden ziehen. Den Oberkörper und den Kopf streckt man dabei leicht nach vorne.
DIE KNIE - drückt man während dem Vorbeugen leicht gegen den Boden. Man läßt sich genug Zeit für eine intensive Dehnung, die vor allem im Gesäß spürbar sein sollte.
WECHSEL - Nach 2 bis 3 Minuten wechselt man die Bein- und Armpositionen. Das Bein und der Arm, die zuerst körpernah waren, sind nun vorne. Wieder dehnt man mit Muße.*

127. Vorbeugen aus dem Türkensitz

WIRKUNG - Diese Übung lockert intensiv, wie kaum eine andere, die Hüftgelenke und dehnt die Gesäßmuskulatur stark.

Eine große Übung ist, das Sterben zu bedenken;
überflüssig sein zu können und so über zu fließen.

128. Beckendehnung in Rückenlage

RÜCKENLAGE - Man legt sich mit aufgestellten Beinen auf den Rücken und breitet die Arme genau seitlich aus, stellt die Beine auf.
BEINE - Dann schlägt man das rechte Knie über das linke und läßt die Beine durch das Eigengewicht des übergeschlagenen rechten Beins nach rechts bodenwärts sinken.

KOPF UND AUGEN - Zugleich dreht sich der Kopf stetig nach links, also in die entgegengesetzte Richtung, die Augen schauen zur linken Hand.
Ist die Dehnung und Drehung insgesamt befriedigend, wechselt man die Seite.

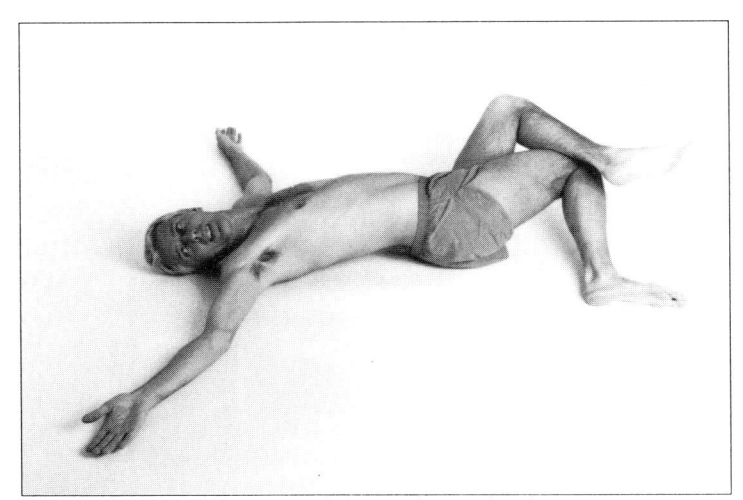

128. Beckendehnung in Rückenlage

ZIEL UND WIRKUNG - Vor allem werden die Beckenmuskeln gedehnt und gelockert. Die Wirbelsäule wird zusätzlich um ihre eigene Achse insgesamt sanft gedreht, was eine vermehrte Durchblutung des Nervensystems bewirkt. Diese Drehung der Wirbelsäule ist auch mit Übung 5, siehe Grundübungs-Programm, auf andere Weise angesprochen worden.

WEITERE VARIANTE

Übung Nr. 8 des Grundübungs-Programms, »Knie-Spreiz-Sitz mit Rückwärtsbogen«.

Der Weg des rechten Übens
ist der Weg zu Souveränität und Meisterschaft.

3. BIOENERGETISCHE BECKENÜBUNGEN

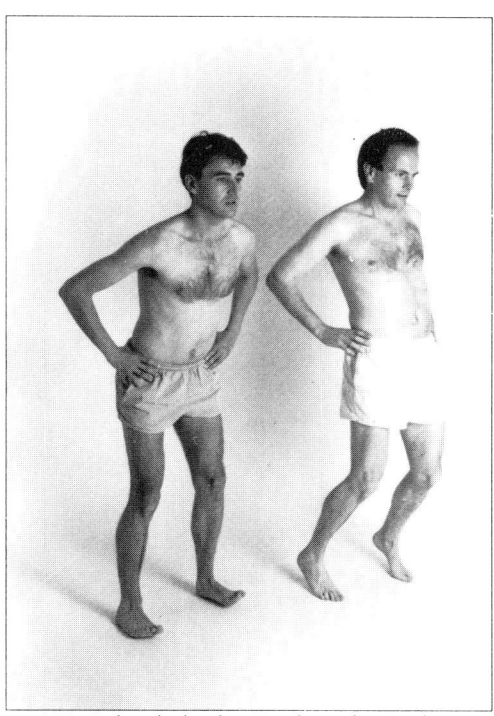

129. Schaukeln des Beckens im Stehen

IM STEHEN - mit paralleler, schulterbreiter Fußstellung, Knie genauso weit auseinander wie die Füße.

A. SCHAUKELN - Langsam zwischen Zehenballen- und Fersenstand hin- und herschaukeln. Den Atem- und Bewegungsrhythmus miteinander synchronisieren. Im Schaukeln nicht nur die Fußgelenke bewegen, sondern das Becken in einer runden Bewegung um die Hüftgelenke vor- und rückwärts schwingen lassen.
HÄNDE - Stützt man die Hände in die Hüften ein, so kann man die Beckenbewegungen leicht spüren.

B. Nach einigen Minuten nicht mehr die Füße abheben, sondern bei geschlossenen Augen nur mehr das Becken im Atemrhythmus um die Hüftgelenke sanft schwingen lassen.
ATMUNG - Im Ausatmen schwingt das Becken nach vorne, im Einatmen nach hinten. Eine ganz feine, schwingende Bewegung vollziehen, dabei die Knie ein kleines bißchen beugen.

129. Schaukeln des Beckens im Stehen

> **Der Atem der Liebenden ist nicht nur der der Lust,**
> **es ist der mächtige Strom der Hingabe,**
> **in dem sie sich aufschwingend ins Ganze hineinvermählen.**

130. Das Reich'sche Laufen

IN RÜCKENLAGE auf einer Matratze, einem Bett, dicker Deckenauflage.

BEWEGUNGSABLAUF - Man vollzieht im Liegen mit Armen und Beinen eine rhythmische Bewegung wie im Laufen; dabei bewegt man seine Fußsohlen leicht stapfend in die Matratze, ebenso die lockeren Fäuste neben dem Körper. Die Arme werden nicht zu stark abgewinkelt, damit der Arm als Ganzes an der Bewegung teilnehmen kann. Man hält unter Einsatz der Kräfte eine locker-flüssige Bewegung über einige Minuten und läßt sich so weit wie möglich gehen. Kurz rasten und wiederholen.

DEN KÖRPER LAUFEN LASSEN - Man nimmt bewußt die Anstrengung an, schnauft und schwitzt und, was sehr wichtig ist, man läßt sich so weit wie möglich in der Bewegung gehen.

Gehen Sie Ihren Körper bewußt von Kopf bis Fuß durch und beobachten Sie, wo Sie ihn, über die notwendige aktive Muskelspannung hinaus, verkrampfen oder versteifen. Sehr häufig wird dies im Hals-Nacken-Bereich und in Becken und Wirbelsäule sein.

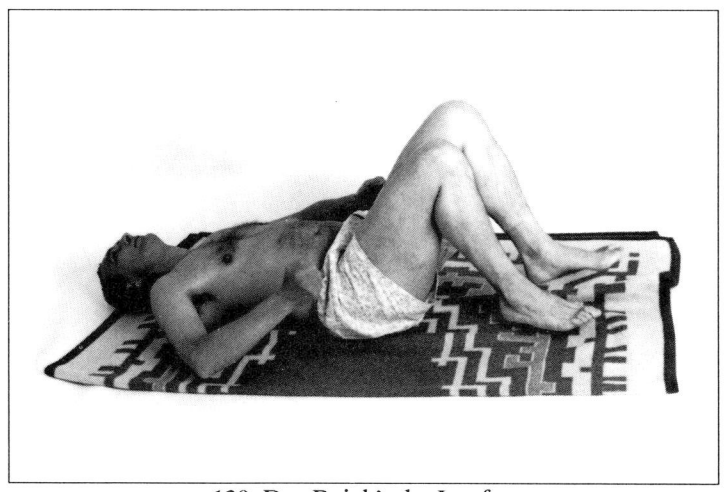

130. Das Reich'sche Laufen

WIRKUNG - Durch die rhythmisch-schaukelnde Bewegung werden Becken, Hals und Nacken gelockert, die Wirbelsäule intensiv bearbeitet, soferne man den ganzen Körper in der Bewegung gehenläßt. Gerade durch die rhythmische Bewegungsform im Liegen kann Einiges in einem gelöst und in Bewegung gebracht werden.

VARIANTE - Intensiviert wird das Reich'sche Laufen, wenn man zur Laufbewegung irgendwelche Laute dazu macht, so wie »haaa...«, zum Beispiel.

**Sexualität bedeutet,
in möglichst allen Belangen des Alltags
ein fruchtbares Leben zu führen.**

131. Leichtes Beckenprellen

IN RÜCKENLAGE mit aufgestellten Beinen, die Arme liegen neben dem Körper.
BEWEGUNG - Man hebt mit kleinen und kurzen Bewegungen das Becken ein wenig an und läßt es auf eine weiche feste Unterlage (Teppichboden mit einer Decke genügt) wieder fallen. Genauer gesagt, prellt man sich mit dem Kreuzbein und dem untersten Anteil der Lendenwirbelsäule immer wieder in sehr kurzen Stößen vom Boden hoch.
DIE WIRBELSÄULE - Die Lendenwirbelsäule wird sehr gerade gehalten, auf keinen Fall ein Hohlkreuz machen
ENDE - Nach einigen Minuten bleibt man mit geschlossenen Augen liegen und horcht in sich, wie sich diese Übung im Beckenbereich auswirkt. Dies ist eine sehr angenehme Übung.

132. Beckenzuckungen

IN RÜCKENLAGE mit aufgestellten Beinen.
BEWEGUNGEN - Man hält das Becken ein paar Zentimeter vom Boden hoch und beginnt nun zuckende und ruckartige, aber auch schwingende Bewegungen auszuführen. Man nutzt dabei spielerisch alle Bewegungmöglichkeiten und Bewegungsfreiheiten des Beckens in dieser Lage, hoch und seitwärts.
ZIEL DER ÜBUNG - ist einerseits die Bewegungsmöglichkeiten des Beckens zu nutzen (Lockerung) und andererseits sich durch die zuckende-ruckartige Bewegungsform den Bewegungen mehr hinzugeben als sonst.

133. Rhythmisches Beckenrollen

IN RÜCKENLAGE - die Fußsohlen aneinander, die Schenkel auseinanderfallenlassen, die verklammerten Finger hinter den Kopf.
RHYTHMISCHES BEWEGEN - In der Einatmung wird das Becken etwas in eine Hohlkreuzlage gebracht, die Brust wird dabei weit gedehnt. Im Ausatmen rollt man das Becken in die andere Richtung, sodaß es in einem leichten Rundrücken etwas vom Boden hochkommt. Die Beckenbewegung soll sehr rund, zusammenhängend und locker-geschmeidig sein.

**Das innige Wogen des Atems
beinhaltet das Wunder des Lebens.**

134. Dehnen der Schenkelinnenseiten

*RÜCKENLAGE
LENDENWIRBELSÄULE - Man legt sich eine fest zusammengerollte Decke unter die Lendenwirbelsäule.
DAS GESÄSS - muß unbedingt am Boden aufliegen, während sich die Lendenwirbelsäule über die Decke wölbt.
DIE FUSSOHLEN - werden aneinandergelegt und die Schenkel fallen auseinander.
DIE HÄNDE - werden verklammert und unter den Kopf gelegt, die Ellbogen liegen am Bode auf, damit der Brustkorb sich in der Einatmung dehnen kann.*

VORSTELLUNG - Man stellt sich vor, man liegt an einem schönen Platz in der Sonne und saugt sich in der Einatmungsphase mit Sonnenenergie voll. Man atmet die Sonnenenergie abwechselnd einmal über den ganzen Körper, das nächste Mal vor allem über den Unterbauch und das Becken ein.

BRUSTDEHNUNG - Wem es möglich ist, neben der Konzentration auf die Sonnenenergie, auch den Brustkorb in der Einatmungsphase gut zu dehnen, tun Sie dies 5 bis 10 Minuten lang.

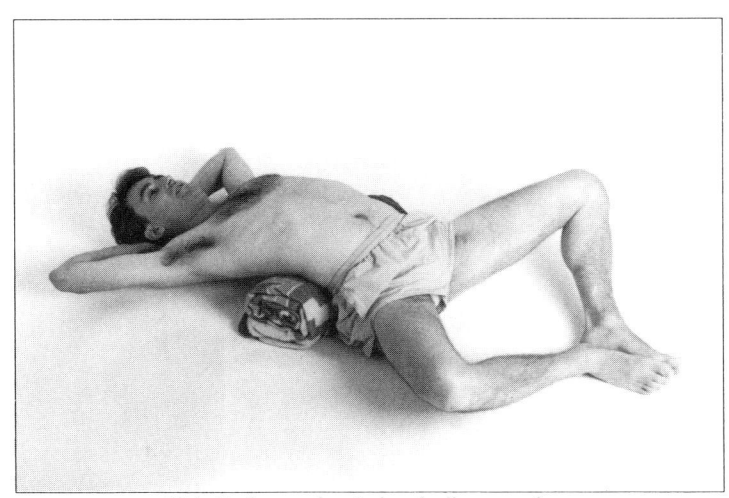

134. Dehnen der Schenkelinnenseiten

ZIEL UND WIRKUNG - Die Schenkelinnenseiten, der Beckenboden, das Zwerchfell und der Brustkorb werden sanft gedehnt.
Die öffnende Wirkung dieser Übung unterstützt das Hochkommen verdrängter Lustgefühle, impulsiert die Hingabefähigkeit und nährt das existentielle Bedürfnis nach Hingabe.

Die einzige Gabe,
die uns Satten und Seligen am Ende bleibt,
ist die Hin-Gabe.

135. Füße über dem Boden

IN RÜCKENLAGE mit aufgestellten Füßen.
ABHEBEN DER FÜSSE - Man drückt die Lendenwirbelsäule leicht gegen den Boden und hebt die angewinkelten Füße gerade so weit vom Boden ab, daß sie ihn nicht berühren. Man hält diese Position atmend einige Zeit und läßt die entstehenden Vibrationen sich ausbreiten. Dann setzt man die Füße wieder ab, beachtet die Wirkung und wiederholt nach einiger Zeit.
WIRKUNG - Lockern des Beckens und leichte Bauchmuskelübung.

136. Beine zum Himmel hochstrecken

IN RÜCKENLAGE
DIE BEINE - streckt man so hoch, als ob man auf seinen flachen Fußsohlen, die Decke hochdrücken könnte. Die 90 Grad hochgestellten Beine werden zwischen Kreuzbein und Fersen andauernd gestreckt, die Anstrengung des beständigen Hochhaltens und Streckens wird einige Minuten bewußt gehalten.
DIE ARME - werden neben den Ohren ausgestreckt auf den Boden gelegt. Die nach oben gestreckten Arme werden während der ganzen Aktivitätsphase der Beine auch in beständiger mittlerer Streckung gehalten.

KOMMENTAR - Dies ist eine sehr schöne und intensive Übung, die Vibrationen, die im Becken entstehen, annehmen und sich ausbreiten zu lassen.

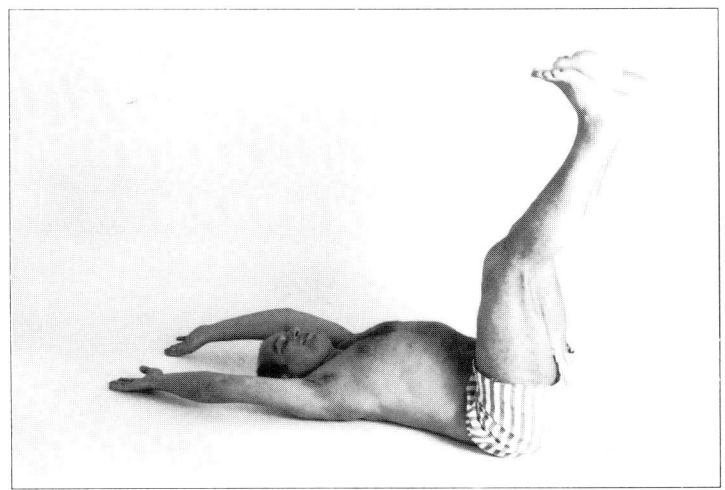

136. Beine zum Himmel hochstrecken

**Zufriedenheit erreicht man leicht durch Bewegung,
vor allem durch rhythmische Ausdauerbewegung.**

137. Schmetterlingsatmung

RÜCKENLAGE - Man liegt am Rücken und setzt die Füße aufgestellt knapp nebeneinander auf. Die Arme liegen seitlich des Körpers. Mit geschlossenen Augen konzentriert man sich auf die Ausatmung und Einatmung, Ausatmung und Einatmung.
KNIEBEWEGUNG UND ATEMRHYTHMUS - In der Einatmungsphase öffnet man beide Knie leicht und dreht beide Arme mit den Handflächen nach oben. In der Ausatmungsphase schließt man die Schenkel und Knie, während man die Arme nach innen dreht, sodaß die Handflächen wieder zum Boden zeigen. Das Öffnen und Schließen der Schenkel bzw. Knie und das synchrone Öffnen und Schließen der Armhaltung soll vom Bewegungsumfang her so weit gehen, daß dies während des Atmens ganz leicht und anstrengungslos erfolgt. Es geht um das rhythmische Ein- und Ausatmen und das synchrone Öffnen und Schließen des Körpers, sanft wie ein Schmetterling.

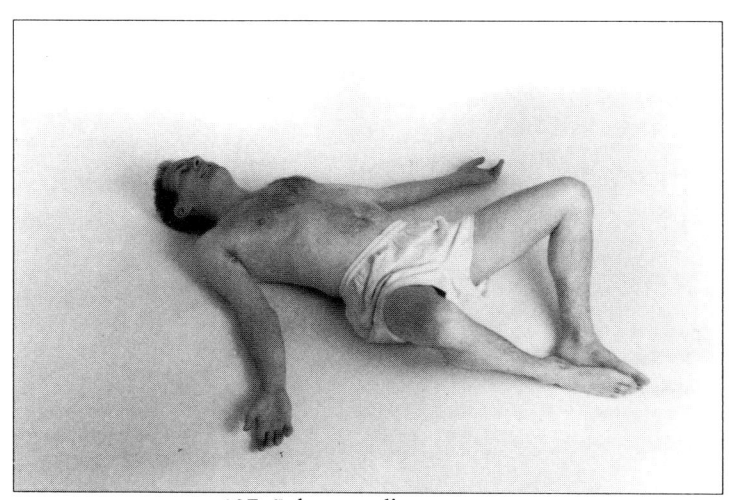

137. Schmetterlingsatmung

ENDE DER ÜBUNG - Nach einigen Minuten kommt man wieder langsam zum Stillstand. Man bleibt am Rücken mit geschlossenen Augen liegen und bewegt nun ganz langsam die Schenkel (ohne Atemrhythmik und indem man auf den Fußsohlen bleibt) auseinander, nicht zu weit, und wieder etwas zusammen und sucht jene Stelle, an der die Beine am meisten zittern oder zu zittern beginnen. Man sucht mit kleinen Bewegungen der Schenkel stetig an der Stelle der Vibration zu bleiben und läßt die Vibrationen, so weit es möglich ist, sich ausbreiten. Keine Angst, dies ist die beste und tiefste Massage für den Körper. Genießen Sie die Vibrationen, solange es Ihnen gefällt.

VARIANTE - Wer mit der synchronen rhythmischen Bewegung gut zurecht kommt, kann in der Öffnungsphase den Körper und Kopf zugleich etwas zurückbiegend strecken und den Mund leicht öffnen, in der Ausatmungsphase Körper und Kopf etwas beugen und den Mund wieder entspannen.

ZIEL UND WIRKUNG - Diese Übung ist bewußt als Entspannungsphase an das Ende von Übungssequenzen zu setzen. Sie sieht harmlos aus, ist aber ungemein effektiv. Die Schenkelinnenseiten und die Muskeln des Beckenbodens werden durch das sanfte Öffnen und Schließen der Schenkel erstaunlich entspannt. Durch die sanft-fließende Rhythmik der Bewegungen entsteht ein großes Maß an ausgleichenden Energien, vor allem dann, wenn die Konzentration ganz bei Atmung und Körperbewegung bleibt, ohne daß der Verstand auf irgendwelche Nebengeleise abschweift.

> »Reicher wirst du nur durch das, was du verwandelst,
> denn du bist Same.«
> Antoine de Saint-Exupèry

4. DREI SCHWERE BECKENÜBUNGEN

138. Großes Beckenschwingen auf der Großen Atemrolle

Man legt sich mit dem oberen Rücken über die Atemrolle und stampft mit den Füßen in den Boden, indem man das Becken hochschwingt und im Aufstampfen wieder herunterfallen läßt. Es ist günstig, mit kleinen Bewegungen zu beginnen und langsam mit der Bewegungsintensität größer zu werden.

ANMERKUNG - Bestellung der Atemrolle siehe am Ende des Buches.

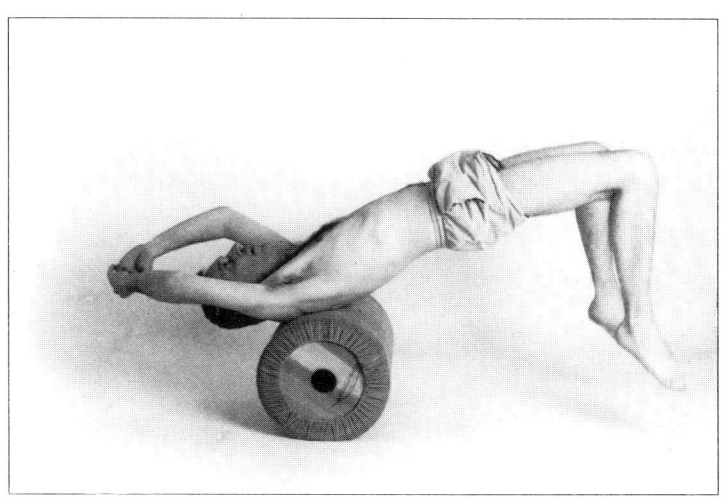

138. Großes Beckenschwingen auf der Großen Atemrolle

Das Leben ist schön
und Bewegung ist die Essenz,
aus der es gemacht ist.

139. Die Schaukel

BAUCHLAGE - Man sollte die Übung nur machen, wenn der Körper warm ist.

HALTUNG UND BEWEGUNG
A. Gewöhnungsphase:
Man faßt mit beiden Händen um Rist und Fesseln und gewöhnt sich an die Dehnung der Oberschenkel, indem man die Füße an das Gesäß heranzieht.
B. Den Körper in den Bogen hochziehen:
Nach einiger Dehnung zieht man den Körper, die Beine und den Oberkörper bei lockeren, gestreckten Armen in einen gleichmäßigen Bogen hoch. Das Kinn wird nicht allzu hoch gehoben, das Schambein hebt sich vom Boden, die Knie heben sich idealerweise über das Niveau des Kopfes, man liegt auf der Magengegend auf. Wer noch nicht zu schaukeln vermag, hält diese Position einige Zeit atmend. Die Muskeln entwickeln sich, indem man die Übung wiederholt.
C. Schaukelbewegung:
Nun beginnt man zu schaukeln, ohne die Rundung der Körperspannung wesentlich zu verändern, ein paar Mal vor und zurück, 5 bis 10 Mal. Man rastet wieder und wiederholt.

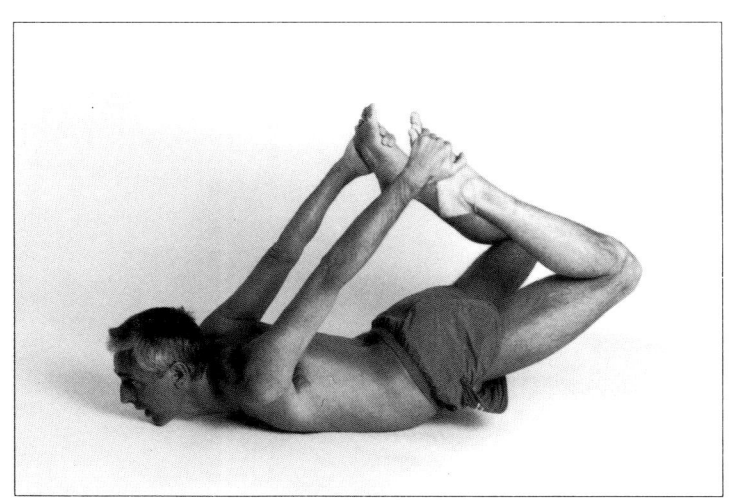

139. Die Schaukel

DIE WIRKUNGEN - Die Schaukel ist eine Yogaübung und bewirkt eine kräftige Massage des Bauches und Unterbauches, was den Unterbauch sehr entspannt und eine kräftige Anregung der Genitalien und der Lustgefühle bewirkt.
Weitere Wirkungen: dehnt den Bauchgürtel, kräftigt die Eingeweide, dehnt Bänder und Muskeln der Wirbelsäule, verhindert Verkalkung der Wirbel, richtet vornüber gebeugte Rundrücken wieder effektiv auf usf.

Es gibt keine befremdlichen Übungen.
Es gibt nur Übungen, die uns fremd sind,
und an denen wir wachsen können.

140. Der Drehsitz (leichte Variante)

In sitzender Position
BEINE UND ARME - *Man streckt den linken Fuß aus und setzt den rechten auf Höhe des Knies über.*
Dann streckt man den linken Arm vor, sodaß der Ellbogen über die Außenseite des rechten Knies gestreckt ist. Sodann ergreift die linke Hand die Innenkante des rechten Fußes und hält diese.
AUFRECHTE WIRBELSÄULE - *Die rechte Hand stützt sich auf die Fingerspitzen hinter dem Körper auf; auf den Fingerspitzen deshalb, damit die Wirbelsäule in eine absolut aufrechte Position kommen kann.*
Nun dreht man die ganz aufrechte Wirbelsäule sehr langsam und atmend herum. Die Halswirbelsäule ist aufgerichtet, die Augen greifen immer weiter zurück. Man greift mit den aufgestellten Fingern immer weiter zurück, hinter den Körper. Man hält die Gesamtposition, atmet und wartet geduldig, bis die Wirbelsäule Stück für Stück nachgibt.
LANGSAMES ENDE - *Entscheidet man sich, die Übung zu beenden, so läßt man sehr behutsam nach, damit die gedehnten Bänder und Muskeln der Wirbelsäule nicht wie ein Gummiband geschockt zurückschnellen, sondern sich langsam entspannen können.*
Dann wechselt man zur anderen Seite.
WIEDERHOLUNGEN - *Es reicht ein konzentrierter Durchgang auf jeder Seite.*
Man kann aber auch zuerst jede Seite kürzer vordehnen und dann in einem zweiten Durchgang intensiv und langsam lange dehnen.

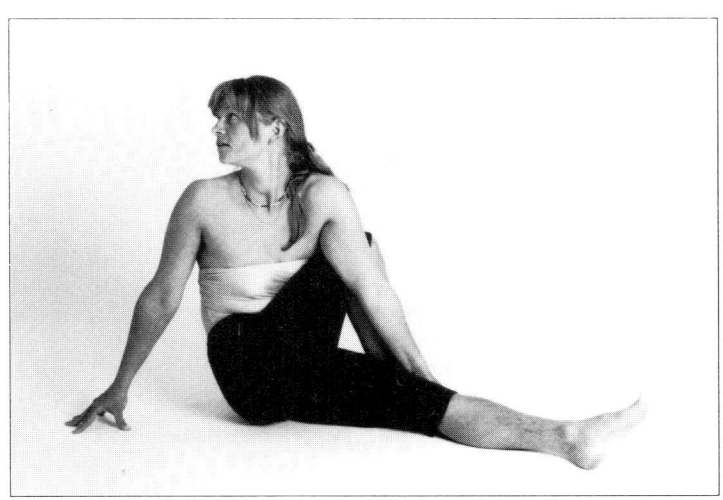

140. Der Drehsitz (leichte Variante)

WIRKUNG - siehe nächste Seite unter der schweren Variante.

Ekstase bedeutet,
sich dem Leben in die Hand zu geben
und die Gegebenheit des Todes ohne Harm zu bedenken.

141. Der Drehsitz (schwere Variante)

IN SITZENDER POSITION
BEINE UND ARME - Man zieht den linken Fuß wie im Schneidersitz an und zieht den Fuß dann möglichst weit an seiner rechten Körperseite nach hinten. Dann setzt man den rechten Fuß über den linken und setzt ihn in Kniehöhe auf.
Wie bei der leichten Variante wird nun der linke Ellbogen an der Außenseite des rechten Knies vorbeigespannt, die linke Hand erfaßt und hält die Innenkante des rechten Fußes.
AUFRECHTE WIRBELSÄULE - Die Fingerspitzen der rechten Hand werden hinter dem Körper aufgestellt, die Wirbelsäule ganz aufrecht haltend langsam um ihre eigene Achse gedreht. Der Kopf dreht sich immer weiter herum, die Augen greifen mehr und mehr zurück usf.

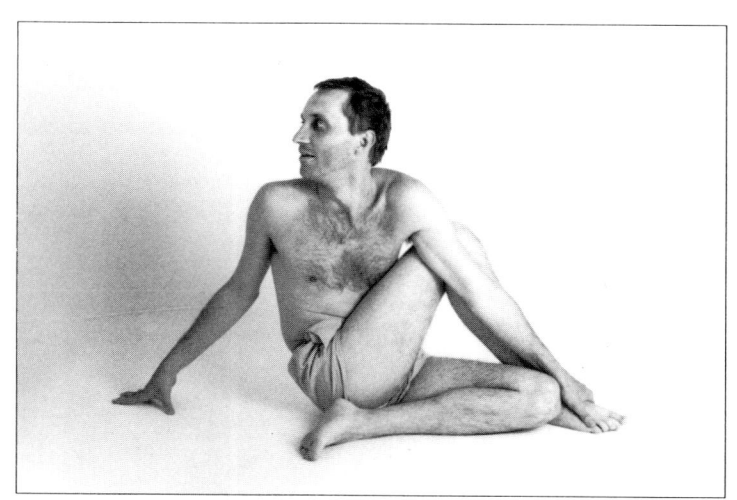

141. Der Drehsitz (schwere Variante)

WIRKUNG - Die Wirkung, auf die es mir hier ankommt, ist die mächtige Dehnung der Muskulatur des Gesäßes, von den äußeren Muskelanteilen bis hin zu den innersten. Desgleichen werden die Lendenwirbelanteile, an denen die Nerven für das Becken und die Beine austreten, sehr stark gedehnt, massiert und in der Folge kräftig durchblutet. Die Verkalkung der für die Sexualität zuständigen Lendenwirbel wird effektiv verhindert.

HERKUNFT - Der Drehsitz ist ebenfalls eine sehr effektive und schöne Übung des Hatha-Yoga.

**Jede neue Bewegungsmöglichkeit
bewirkt eine Veränderung des Ganzen.**

SEGMENT: Beine - Fußgelenke - Füße

KURZKOMMENTAR

- Stand, Ver-Stand, Stand-Festigkeit, Selbst-Ständigkeit, »mit beiden Beinen auf dem Boden der Wirklichkeit stehen«, geerdet sein, Be-Stand.
- Die Beine sind das Fundament des Körpers. Wie ein Mensch auf seinen Beinen ist, zeigt viel über seine Möglichkeiten an Standfestigkeit, Sicherheit, innerem Halt, ob und wie er feste Stand-Punkte vertreten kann, »wie er im Leben seinen Mann stehen kann«. Unsere Beine unterstützen uns und geben uns Halt im Leben; kräftige Beine vermitteln uns ein Gefühl von Sicherheit, Belastungsfähigkeit, von Kraft und Leistungsfähigkeit, von Souveränität.
Ob man sich »leicht auf seinen Beinen halten kann« und »wie beweglich man ist«, hängt aus körperanalytischer Sicht davon ab, wie entwickelt und integriert die Beine, das Stehvermögen, der Stand in dieser Welt ist. Die Entwicklung und Kraft der Beine ist ein Indikator dafür, welche Wirkungen man als Mensch auf seine Mitmenschen und auf die Welt potentiell haben kann.
- Beweglichkeit, Kraft, Ausdauer, Gleichgewichtssinn, Standfestigkeit, Belastungsfähigkeit. Die Beweglichkeit der Beine hängt mit der Beweglichkeit des Beckens zusammen; genauer gesagt, die Beweglichkeit und das Bewegen aller Gelenke der Beine, wirkt sich primär auf die Beweglichkeit und Lebendigkeit des Beckens aus, sekundär auf den Körper insgesamt. Das Bewegen und die Beweglichkeit der Gelenke der Füße und der Beine ist meistens sehr wichtig für die Beweglichkeit des Beckens und die Beweglichkeit insgesamt.
- In Bewegung zu kommen und in Bewegung zu sein, bezieht sich meistens auf die Beinarbeit.
Die Muskulatur der Beine kann einerseits da sein, um sich auf den Beinen zu halten, um nicht umgeworfen zu werden (Haltemuskulatur) oder andererseits um sich gut, ausdauernd, leicht zu bewegen (Bewegungsmuskulatur). Beinmuskeln allein sind somit noch nicht ein Anzeichen leistungsfähiger Beine. Die Beine mancher Menschen sehen beispielsweise aus wie verdrehte Baüme, die hoch im Gebirge den Unbillen von Wetter und Sturm ausgesetzt sind, die sich verwinden und im Boden festkrallen, um nicht fortgeweht zu werden (Muskulatur zum Festkrallen). Andere stemmen sich mit ihren Beinen gleichsam unentwegt in den Boden, um besser Stand zu halten. Ob wir leicht oder schwer als Kinder auf unsere Beine gekommen sind, ist entscheidend für unser Leben. Ob uns geholfen wurde, ob wir gehalten wurden, ob wir in bestimmten Entwicklungsabschnitten genug und gut getragen worden, oder ob wir fast gänzlich aus eigener Kraft- und Willensanstrengung auf die Beine kommen mußten, ist entscheidend, ist bedeutsam.
- Unsere Füße, Fußsohlen sind Gefühlsorgane. Es ist wesentlich, wieviel Gefühl wir in den Füßen und Fußsohlen haben. *Wie* wir auftreten, wie wir irgendwo hintreten, ist entscheidend. Ein »gutes Auftreten« ist wohltuend, angenehm. Wenn jemand trampelt, kann er noch nicht gut auftreten. Wenn jemand schleicht oder kraftlos auftritt, hat er noch kein gutes Auftreten. Schleppt sich jemand belastet durch die Gegend, kann er noch nicht gut auftreten. Lebendige Beine werden solche sein, die ein Gefühl für den Boden haben, ein Gefühl für die Umgebung, die Situation. Man kann den Boden durch die Fußsohlen fühlen.

**Der Mensch ist so alt oder so jung
wie seine Beine.**

142. Laufen mit verschiedenen Aufgabenstellungen

Für mich persönlich ist die mit Abstand wichtigste Beinübung das Laufen. Das Dauerlaufen für Anfänger ist in der Übung Nr. 14 des Grundübungs-Programms beschrieben worden. Hier folgen einige Laufübungen, die den festen und sicheren Stand und mehr Gefühl in den Beinen entwickeln helfen.

A. FEST AUFTRETEN
Eine gute Laufübung, um das Gefühl für die Festigkeit des Bodens zu entwickeln, besteht darin, bei jedem Schritt fest aufzutreten, und zwar mit der ganzen Fußsohle, von Zehenspitze bis Ferse. Man konzentriert sich nicht auf die Vorwärtsbewegung, sondern auf die Abwärtsbewegung und das feste Aufsetzen der Fußsohle.

B. FUSSABDRÜCKE IM LEHMBODEN
Man stellt sich vor, man läuft auf einem festen, aber gerade noch etwas zähen Lehmboden. Bei jedem Schritt stanzt man die ganze Fußsohle als Fußabdruck gleichmäßig in diesen zähen Lehmboden. Man konzentriert sich ausschließlich darauf, diese Fußabdrücke im Lehm zu produzieren wie Robinson Crusoe.

C. BEWUSSTES BEWEGEN DER FUSSGELENKE
Man läuft und konzentriert sich zuerst auf die Fußgelenke. Ohne das Tempo zu forcieren, konzentriert man sich darauf, die Fußgelenke locker zu bewegen, mit anderen Worten, den Fuß abzurollen. Dies ist gar nicht selbstverständlich, da gerade die Fußgelenke von vielen festgehalten werden. Nach einiger Zeit konzentriert man sich auf die Hüftgelenke und läßt diese locker mitlaufen. Nach einiger Zeit konzentriert man sich auf die Fuß- und Hüftgelenke, darauf, daß das ganze Bein durch bewußtes Bewegen der Gelenke gut und ganz in Bewegung ist.

D. ERDATEM
Im Traben konzentriert man sich auf die Verbindung zwischen Fußsohlen und Boden. Man stellt sich vor, daß man die Luft durch die Fußsohlen aus der Erde in den Körper einatmet, und beim Ausatmen die Luft aus dem Körper durch die Beine und Fußsohlen in den Boden hineinatmet. Beim Einatmen kann man sich zusätzlich vorstellen, daß man den Erdmagnetismus mit der Luft in den Körper zieht.

E. KONZENTRATION AUF DEN RHYTHMUS
Man konzentriert sich ganz und gar auf das Auftreten der Füße beziehungsweise Fußsohlen und auf den Ton, den man durch das Auftreten verursacht. Jemand, der dazu neigt, auf den Zehenballen zu laufen (Fehlhaltung), wird einen anderen Ton verursachen, als jemand, der mit der ganzen Fußsohle auftritt. Ein sehr schönes Hilfsmittel dazu ist die Vorstellung, daß die Erde eine sehr große Trommel ist. Man läuft und schlägt mit den Füßen diese Trommel. Läuft man auf kiesigem Boden, hört man den entstehenden Rhythmus sehr klar und deutlich und kann sich - gleichsam »auf diesem Ton laufend« - mit der erdenden Kraft des Laufrhythmus konzentriert beschäftigen.

Im Leben läuft es dann gut,
wenn alle Gelenke in Bewegung sind;
die Bewegung unserer Gelenke lenken unsere Geschicke.

143. Dehnen der Fußgelenke

KNIEN AUF EINEM BEIN
Man geht mit dem gesamten Körpergewicht über den vorderen Fuß und drückt dabei die Ferse des vorderen Fußes fest auf den Boden.
GRÄTSCHE - Die entstehende Gretsche sollte mittelstark sein. Wenn sie zu schwach ist, kann die optimale Dehnung des Fußgelenkes nicht erzielt werden.
Man spürt dann in der Achillessehne die mittlere bis starke Dehnung und bleibt einige Zeit mit dem Gewicht über diesem Bein. Dann wechselt man und dehnt das Fußgelenk des anderen.

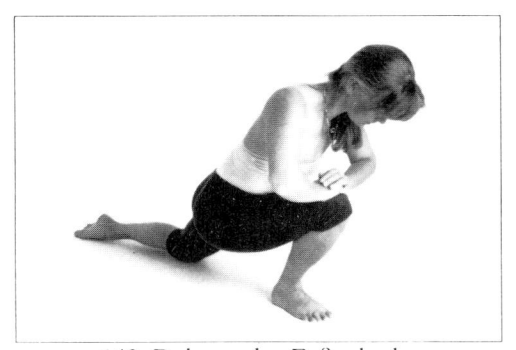

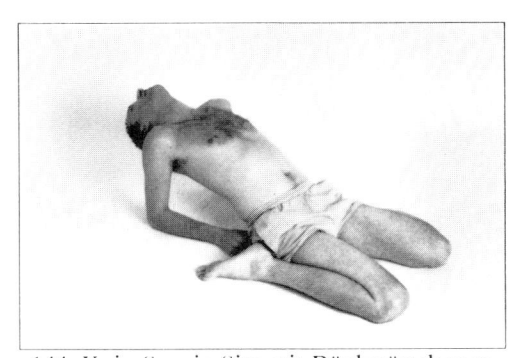

143. Dehnen der Fußgelenke

144. Knie-Spreiz-Sitz mit Rückwärtsbogen

144. Knie-Spreiz-Sitz mit Rückwärtsbogen

NIEDERKNIEN
UNTERSCHENKELSITZ - Man setzt sich langsam auf die Unterschenkel, die Füße sind ausgestreckt und liegen mit dem Rist am Boden auf. Dies ist für Männer erfahrungsgemäß schwieriger als für Frauen.
DEHNUNG - Die Beine werden geschlossen gehalten. Wer sich mit dieser Dehnung schwer tut, stützt sich auf die Hände oder Handspitzen, zuerst vor dem Körper, dann seitlich, dann leicht hinter dem Körper. Wer kann, läßt nun den Kopf zurücksinken und läßt sich dann mit dem Oberkörper möglichst weit zurück.
Rasten und mehrmals wiederholen.

BEMERKUNG - Diese Übung ist ein Teil der Übung Nr. 8.

VARIANTE - Dieselbe Übung wie Nr. 143 kann man mit aufgestellten Zehenballen durchführen.

VARIANTE - Zwischen aufgestellten Zehenballen und ausgestreckten Füßen wechseln.

Schnellebigkeit als höchstes Ziel im Leben
ähnelt dem Tempo einer Schnecke.

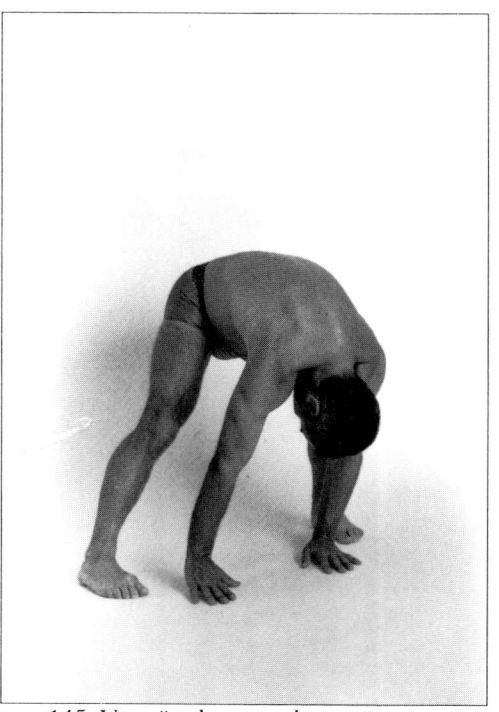

145. Vorwärtsbogen mit verzögerter Schaukelbewegung

VORWÄRTSBOGEN - wie Übung Nr. 3 des Grundübungs-Programms.

ATMUNG UND VERZÖGERTE BEWEGUNG - Man atmet vornüberhängend bewußt langsam und stetig aus. Beim Ausatmen verlagert man das ganze Körpergewicht seitlich auf einen Fuß und gibt sein Gewicht ganz in die betreffende Fußsohle hinein und auf den Boden ab.

In der nächsten verzögerten Ausatmungsphase verlagert man sein Gewicht seitlich auf das andere Bein und macht dasselbe.

145. Vorwärtsbogen mit verzögerter Schaukelbewegung

WEITERE GUTE BEINÜBUNGEN SIND
Übung Nr. 40, »Beine zum Himmel hochstrecken«
Übung Nr. 88, »Warme Hände«; im Überkreuzstand konzentriert man sich auf den Boden.

**Eine langsam verzögerte Bewegung
entfaltet große Wirkung, große Intensität.**

146. Arbeit an einem guten Stand
(verzögerte Bewegung)

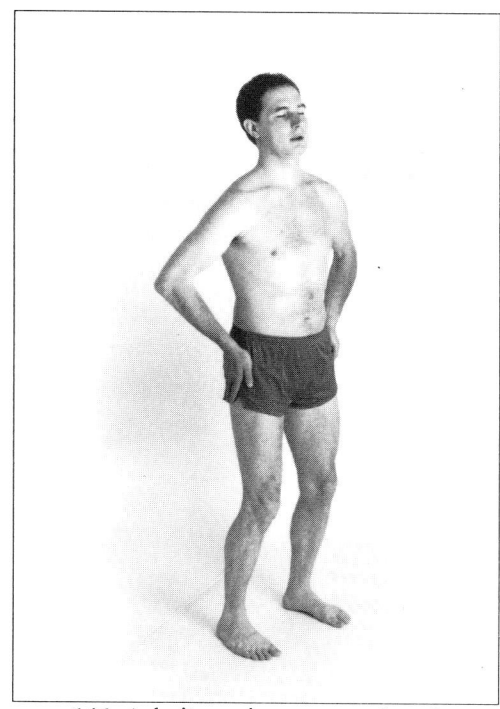

146. Arbeit an einem guten Stand
(verzögerte Bewegung)

SCHULTERBREITER STAND
FÜSSE UND KNIE - Die Füße werden parallel aufgesetzt, die Knie sind gut gebeugt, der Abstand zwichen den Knien ist der gleiche wie der zwischen den Füßen.
DIE HÄNDE - legt man links und rechts so auf die Hüftgelenke, daß der Kontakt zwischen den Handflächen und Hüftgelenken gegeben ist. Optimal ist es, wenn die Wärme, die Energie der Hände, den Hüftgelenksbereich durchdringt.
AUGEN GESCHLOSSEN HALTEN
ATMUNG UND VERZÖGERTE BEWEGUNG - Man atmet bewußt langsam und stetig aus. Beim Ausatmen verlagert man das Körpergewicht seitlich jeweils über ein Bein und sein Gewicht ganz in die jeweilige Fußsohle hinein und auf den Boden ab. In der nächsten Ausatmungsphase verlagert man das Gewicht seitlich auf das andere Bein, legt das ganze Körpergewicht auf dieses Bein und gibt das Gewicht auf den Boden ab.
Beim Verlagern des Gewichts bleibt man in den Knien gut gebeugt und wechselt das Standbein, ohne sich mit dem Körper nach oben zu bewegen, man bewegt sich tief stehend nur links und rechts.
DAUER - 5 bis 15 Minuten

WIRKUNG UND KOMMENTAR - Dies ist eine der stärksten Erdungsübungen.
Gerade durch die verzögerte Bewegung kommt man sehr schnell zu einer intensiven Entspannung, zu umfassender Ruhe und wohltuender Wärme und Schwere.
Durch die verzögerte Bewegung bei geschlossenen Augen und durch die Konzentration auf die Atmung, Körperschwere und den Stand entsteht eine beachtliche Ausweitung des Wahrnehmungsraumes, wird die Ebene der »räumlichen Wahrnehmung, Körperwahrnehmung« immens vergrößert (Entwicklung ist eine Frage des Bewußtseins, »bewußt sein!«).
Viele Menschen weichen dieser Übung aus, weil sie Angst vor der Stille und Ruhe haben. Die Stille wirkt wie ein Spiegel, den man blank poliert, um sich besser darin sehen zu können.
Ausgehend von unserer schnellebigen und hektischen Zeit ist die Verzögerung des Tempos ein Lebenselixier, das bedeutende und vor allem hilfreiche Bewußtseinswechsel hervorzurufen vermag (meditativer Aspekt).

VARIANTE - Verzögertes Gehen, wobei man sich für einen Schritt etwa 5 bis 8 Sekunden Zeit läßt, dann den Fuß gut aufsetzt und jeweils in der Ausatmung bewußt das Gewicht auf den Boden abgibt. Dann macht man erst wieder langsam den nächsten Schritt. Man konzentriert sich ausschließlich auf die Atmung, die langsame, stetige Bewegung und darauf, daß die Bewegung in einem einzigen großen Bewegungskontinuum erfolgt.

- NÄHRENDE ZIELE -
Der Mensch wird zu dem,
wonach er strebt.

F. THEMATISCH GEORDNETES ÜBUNGS-PROGRAMM

I. THEMA: Erdungs-Übungen (grounding, Erdkräfte)

Dazu zählen die Übungen des Grundübungs-Programms, die Vibrationsübungen, die Gleichgewichtsübungen, die Becken- und Beinübungen des Segmental geordneten Übungs-Programms und die Übungen mit der Kleinen Atemrolle. Der Kommentar zum Grounding findet sich im Kapitel »Einführende Seiten«.

II. THEMA: Gleichgewichtsübungen (Erdung, Balance)

MOTIVIERENDE VORBEMERKUNGEN

- Gleichgewichtsübungen sind sehr intensive Groundingübungen.
  Balance ist Faszination für Jung und Alt. Sehr viele Übungen, die wir Menschen sofort als außerordentlich schön empfinden, haben mit Balance, mit dem kraftvoll-anmutigen Halten des Gleichgewichts in schwierigen Situationen zu tun. Denken wir nur an »die begnadeten Körper aus China«.
- Das Gleichgewicht zu halten, ein Gefühl für das Gleichgewicht zu haben, hat mit dem aufrechten Stand zu tun. Der aufrechte Stand wiederum, vor allem das Aufrichten von Oberkörper und Kopf, ist Symbol für das Menschsein.
- Wenn wir auf beiden Beinen stehen, denken wir eigentlich nicht, daß wir einen schwierigen Balanceakt durchführen. Sobald wir aber auf einem Bein stehen, spüren wir sofort, daß wir um unser Gleichgewicht ringen. Ein Baby ringt um sein Gleichgewicht, es fällt immer wieder um und versucht unermüdlich auf seine eigenen Beine zu kommen und auf ihnen frei zu stehen. Und was für eine Freude ist in seinem Gesichtchen zu sehen, wenn es endlich ein bißchen allein, frei stehen kann, oder den ersten selbständigen Schritt tut.
- An der kindlichen Entwicklung sieht man gut, wie lange wir alle unsere Koordination geübt und geschult haben, um zu mehr oder weniger Selbständigkeit zu gelangen.
- Selbständigkeit hat mit einem guten Stand zu tun (Grounding).
  Spannen Sie sich ein Seil hinter Ihrem Haus und balancieren Sie. Manche Sportler balancieren, um ihre Koordination und ihr Gleichgewichtsgefühl noch stärker zu entwickeln.

**Die wichtigste Gleichgewichtsübung besteht darin,
die Erde, die uns hält und erhält,
wieder ins Gleichgewicht zu bringen.**

■ IN EINEM GLEICHGEWICHTSAKT SIND VIELE FAKTOREN MITEINANDER VEREINT, WIE ZUM BEISPIEL:

- EIN SEHR GUTER STAND: Jemand kann trotz minimaler Unterlage das Gleichgewicht leicht halten.
- EIN TIEFER SCHWERPUNKT : Jemand ist trotz eines kräftigen Körpers und hoher Anforderung nicht verkrampft, sondern entspannt.
- GROSSE SICHERHEIT: Jemand steht so sicher, daß er sogar auf einem Seil gut stehen kann.
- HOHE KOORDINATION von Bewegungen
- EINE TIEFE ATMUNG: Wer die Luft anhält, kommt sofort aus dem Gleichgewicht.
- EINE HOHE FÄHIGKEIT ZUR INTEGRATION
- EINE HOHE KONZENTRATIONSMÖGLICHKEIT : Wer sich nicht ganz, die ganze Zeit über, auf das Seil, auf den Stand konzentriert, fällt unweigerlich.
- EINE HERVORRAGENDE STANDFESTIGKEIT : Den Standfesten kann fast nichts aus dem Gleichgewicht bringen usf.

Wir Bioenergetiker gehen davon aus, daß das, was man körperlich übt, sich im Prinzip mit der Zeit auch ins Seelische und Geistige übersetzt. Arbeite ich also mit Hilfe von Übungen an meinem Gleichgewichtsgefühl, werde ich mit der Zeit sicherer, selbstsicherer, standfester, selbständiger werden. Diese Gleichung stimmt bis zu einer gewissen Grenze tatsächlich. Man kann die inneren Fähigkeiten über das Körperliche bis zu einer bestimmtem Grenze intensiv schulen, an dieser Grenze muß man dann vom Geistigen und Seelischen her arbeiten - und zwar nicht aus rationaler und technischer Überlegung heraus (das wäre ein Arbeiten mit Tricks, das letzlich nicht wesentlich weiterführt), sondern aus einem Zustand klarer, innerer Wahrhaftigkeit heraus -, um wesentliche Entwicklungen und Erweiterungen im Menschlichen, an Einsicht und Weisheitsfindung zu erreichen.

- INNERE ÜBUNG -
Handle jede Minute so, daß Deine kleine
Welt und somit ein Stück Natur,
im Gleichgewicht ist.
Handeln bedeutet, damit zu beginnen.

147. Einbeinstand-Sequenz

A. Bein vor dem Körper angezogen halten
B. Bein hinten hinaushalten, Arme vorne gegenbalancieren, immer mehr vorne und hinten hinausstrecken
C. Bein vorne gerade hinausstrecken, beide Hände umfassen die Mitte des Fußes, die Zehen werden leicht gestreckt, Oberkörper etwas zum Bein
D. Schwer: Bein seitlich 90 Grad ausstellen, am Fußgelenk halten
E. Bein hinten mit beiden Händen an den Körper fest anziehen und Oberkörper nach vorne beugen.

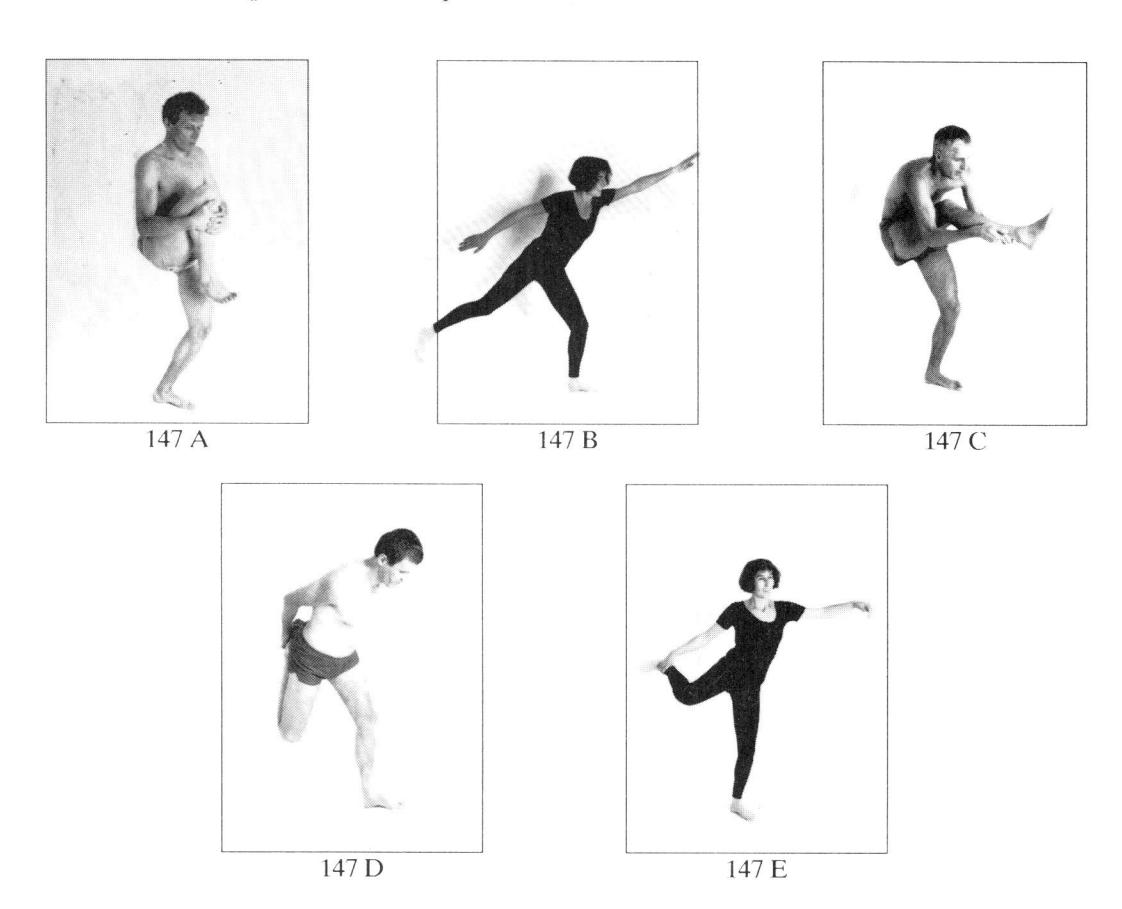

147 A   147 B   147 C

147 D   147 E

ABLAUF - Die Übungen können sowohl einzeln, als auch als Sequenz (höhere Schwierigkeit) durchgeführt werden. Günstiger ist es eine einzelne Übung längere Zeit über zu halten, als die Sequenz ungenau durchzumachen.

WIRKUNG - Siehe Einleitung des Kapitels.

**Wenn letztlich nicht für
das Höhere im Menschen geübt wird,
ist alles umsonst.**

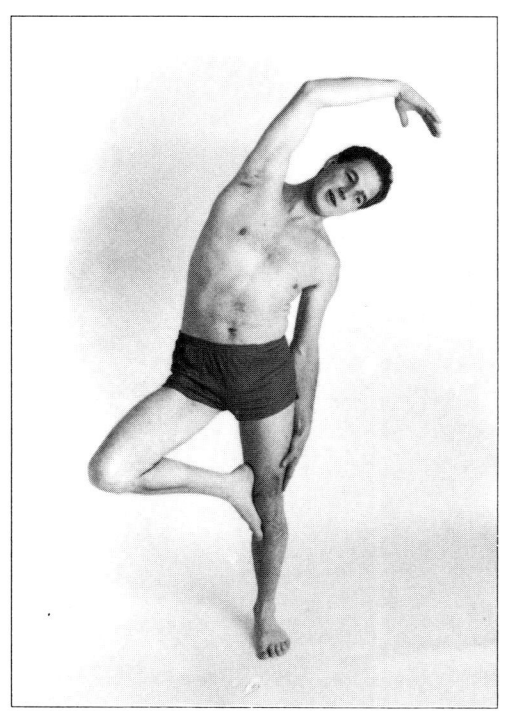

148. Einbeiniger Seitwärtsbogen

EINBEINSTAND

DIE LINKE HAND - läßt man seitlich hängen oder man legt sie seitlich nahe dem Knie an den Schenkel, den rechten Arm streckt man über den Kopf.

DER KOPF - wird seitlich hängengelassen, das Ohr geht zur Schulter.

DER OBERKÖRPER - biegt sich seitlich wie bei der Übung »Seitwärtsbogen«, ohne vorne überzurollen.

FUSSOHLEN - Man konzentriert sich in der Ein- und Ausatmung auf die Fußsohlen mit der Vorstellung, daß man durch die Fußsohlen ein- und ausatmet.

Dann Wechsel.

148. Einbeiniger Seitwärtsbogen

MUSKULÄRE WIRKUNG - Vor allem die Flanken werden spürbar gedehnt.

**Eine intensiv ausgeführte Übung
erweckt sich selbst zum Ritual.**

149. Überkreuz-Vorwärtsbogen

ÜBERKREUZSTAND - Die Finger verklammern und mit den Handaußenkanten am Ende des Hinterhaupts, an der Hinterhauptkante einsetzen.
VORWÄRTSBOGEN - Überkreuz stehen und den Oberkörper mit den am Hinterhaupt eingesetzten Händen nach vorne rollen lassen. Oberkörper und Kopf nur durch das Eigengewicht herunterhängenlassen; den Hals und die Halswirbelsäule durch die Schwere der Arme dehnen.
GEDULDIGES STEHEN - Ganz geduldig in dieser Position atmend stehen. Es dauert geraume Zeit bis man zu spüren beginnt, wo der Körper nach und nach überall nachgibt. Dann kurz hochkommen und den Fuß wechseln. Wieder 5 Minuten vornüber.
WIRKUNGEN - Sanftes Gleichgewichtstraining. Gute Dehnung besonders der Halswirbelsäule (gegen eingezogenen Nacken). Hält man die Position lange genug, ergibt sich eine gute Dehnung der Kniesehnen, Schenkelrückseiten, der Gesäßmuskulatur, der Flanken und des Zwerchfells.

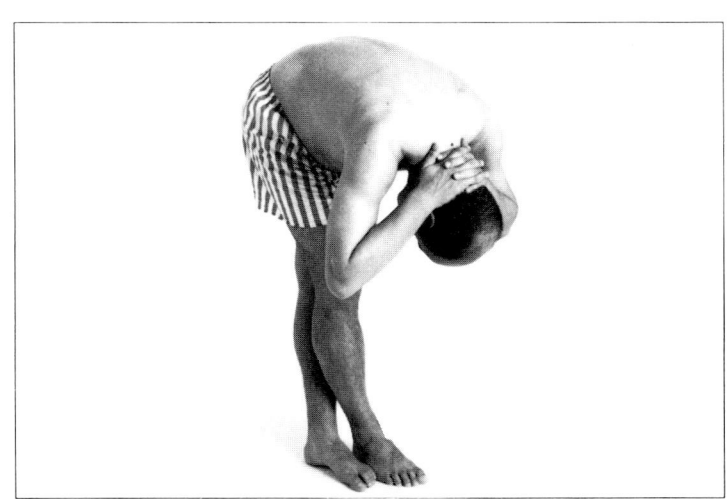

149. Überkreuz - Vorwärtsbogen

**Die wichtigste Gleichgewichtsübung besteht darin,
alle Wesen dieser Erde als gleichgewichtig,
gleich wichtig, gleichwertig anzusehen.**

150. Kopfstand

KOPFUNTERLAGE - Nehmen Sie z. B. eine feste Decke, die Sie in einer Stärke von 1 bis 2 Zentimetern auflegen. Der Kopf wird auf einen Punkt knapp oberhalb der Stirn, zirka 10 cm vor einer Tür oder leeren Wand (vor einem Baum) aufgesetzt und bleibt dort fest verankert.
DIE WAND - ist ein Hilfsmittel, verleitet aber dazu, über die momentanen Grenzen hinauszugehen. Lassen Sie sich viel Zeit, bis sich Ihre Nackenmuskulatur über Tage an die Belastung gewöhnt hat.
HÄNDE UND ARME - Ich ziehe es vor, die Finger, bis auf die Ringfinger und kleinen Finger, zu verklammern und die Ellenbogen zu einem breiten Dreieck auszustellen.
NACKEN UND WIRBELSÄULE - werden in allen Phasen gestreckt gehalten (nicht einrollen); sie geben dem Körper durch die aufrechte Streckung Halt.

PHASE A - Niederknien, den Kopf wie oben beschrieben aufsetzen und die Ellenbogen zu einer sicheren Auflagebasis ausstellen. Etwas warten, damit sich die Blutströmungsverhältnisse ein wenig umgekehrt haben; dabei den weiteren Ablauf im Geist durchspielen.
PHASE B - Nur die Beine und zugleich die Wirbelsäule inklusive Nacken strecken und so halten. Dieser kleine Kopfstand wird für viele, deren Nackenmuskeln und Gleichgewichtssinn ungeschult sind, völlig reichen. Bitte keine Kraftakte.
PHASE C - Langsam in den Kopfstand hochgehen, Nacken und Wirbelsäule gut gestreckt halten, die Unterschenkel noch angewinkelt halten.
PHASE D - Vollständiger Kopfstand. Die Beine ganz hochstrecken und darauf konzentrieren, daß nun die Schädeldecke die Auflagebasis für das Körpergewicht darstellt, der Körper sich von dort gegen die Schwerkraft aufbaut. Tief atmen, auf keinen Fall die Luft anhalten. 2 bis 3 kürzere oder längere Wiederholungen, dazwischen ruhen. Eine lange Phase, im Extrem bis zu einer halben Stunde.

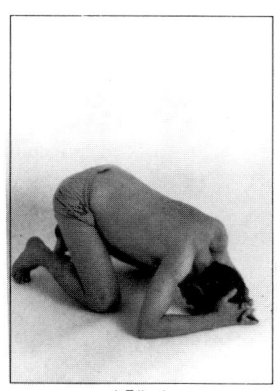

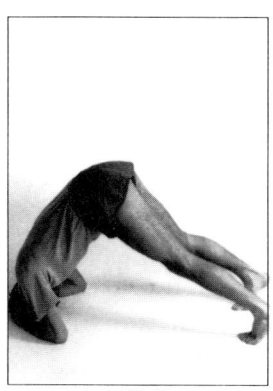

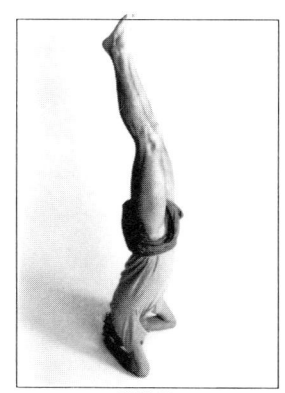

150 A   150 B   150 D

WIRKUNGEN - Der Kopfstand ist eine ganz tolle Übung mit sehr vielen guten Auswirkungen. Unter anderem ist er sehr gut für die Durchlüftung der Lunge, bringt eine enorme Durchblutung der Hirnkapillaren und eine starke Durchblutung des Gesichts (beste Verjüngung und Schönheitspflege, ohne rein äußerliche Kosmetika) und verbessert paradoxerweise sehr die Blutzirkulation der Füße und Beine, da das venöse Blut entleert wird; auch aus dem Bauchbereich fließt das venöse Blut zum Herzen.

Die Natur ist jener Kraftquelle gleich.
Wer die Natur zerstört, um Energie zu gewinnen,
der kann von Kräften nichts verstehen.

III. THEMA: Sehnsucht - Zärtlichkeit - Herzlichkeit

1. ALLE ÜBUNGEN DES SEGMENTS BRUST - HERZ

Besonders die Übungen Nr. 95, »Arme nach vorne strecken«; Nr. 100; »Herz ansingen«; Nr. 101 »Die emotionale Kraft des natürlich liebenden Kindes« und Nr. 102, »Herzens-Fragen«.

2. WEITERE ÜBUNGEN

151. Entwickeln der Sehnsucht

■ MOTIVIERENDER KOMMENTAR - In einer werbungstollen Welt voller aufgesetzter, falscher und entfremdender Bedürfnisse, die uns noch obendrein eingeredet werden, ist es ganz wichtig, wieder zu seinen wahren Bedürfnissen vorzudringen. Gerade Menschen, die glauben, die folgende Übung sei lächerlich oder zu kindisch für sie, werden diese wahrscheinlich am notwendigsten benötigen. Unsere Sehnsucht ist eine starke Energie. Wenn man sich vorstellt, daß man einen uninteressanten Arbeitstermin am anderen Ende der Welt hat, wird diese Reise beschwerlich, zermürbend, anstrengend sein. Ist an derselben Stelle jedoch ein Mensch, den man liebt, nach dem man sich mit jeder Faser seines Wesens sehnt, so wird diese Weltreise ein Leichtes sein.

● A. DIE SANFTE BEWEGUNG DER SEHNSUCHT

IN RÜCKENLAGE mit aufgestellten Beinen.
DIE ARME werden nach oben ausgestreckt, die Hände sind 15 Zentimeter auseinander.
ATMUNG UND SEHNSÜCHTIGE BEWEGUNG - Beim Einatmen streckt man die Arme sanft und sehnend noch ein Stückchen mehr nach oben, macht die Augen sanft und neugierig weit auf, spitzt den Mund während des Einatmens so, daß er weit nach vorne kommt (so als ob man mit den Lippen eine Kirsche sanft einsaugt) und saugt eine ganz weiche Luftqualität ein.
Beim Ausatmen entspannt man Augen und Mund wieder. Beim Einatmen wieder die saugend-sehnenden Bewegungen...
Mindestens 4 bis 5 Minuten dabeibleiben.

● B. DIE PERSON MEINER SEHNSUCHT

Im Anschluß an den Punkt A schließt man bei weiter hochgestreckten Armen die Augen und sieht gleichsam mit dem inneren Auge an die Stelle zwischen seinen Händen.
Welches Gesicht einer geliebten Person, nach der man sich wirklich sehnt, taucht dort zwischen den Händen vor dem inneren Auge auf? Wenn nicht gleich ein Gesicht auftaucht, wartet man geduldig und arbeitet innerlich konzentriert daran, daß das Gesicht des ersehnten Menschens auftaucht.
Was bedeutet es, wenn kein Gesicht auftaucht?

Wer kraftvoll ist,
muß nicht schneller, stärker, besser sein.

IV. THEMA: Warme Hände und Füße

1. ÜBUNGEN DES GRUNDÜBUNGS-PROGRAMMS

Übung Nr. 5 »Seitliches Armschwingen«, und vor allem Übung Nr. 6, »Hänge- und Streckstütz«.

2. ÜBUNGEN DES SEGMENTS »SCHULTERN-ARME-HÄNDE«

Besonders die Übung Nr. 79, 83, 89, »Dehnen der Hand- und Fußgelenke«, eventuell auch die Übungen Nr. 80 und 81 und am Schluß der Übungssequenz lange die Übung Nr. 88, »Warme Hände«.

In der Tiefe seiner Seele sehnt sich der Mensch nach dem Guten, dem
Schönen, dem Wahren, auch wenn er dies oft nicht, oder noch nicht wahrhaben will. Beobachtet er sich selbst aber genau und vor allem
das, was positive Handlung und positive Rede einerseits, destruktive Handlung und Rede andererseits auszulösen vermögen, dann wird
er bald wissen, wonach er sich als menschliches Wesen am meisten
sehnt. Dies erkennend kann er dann danach streben,
diesen Weg zu vervollkommen.

*

Bewegung schafft freie Kräfte.
Freie Kräfte sind gleichsam das Zaubermittel des Alltags,
um alte Strukturen zu verändern und neue Ordnungen zu schaffen.
(In zarter Anlehnung an meinen alten Freund Waldefried)

> Wer siegen muß,
> um sich freuen zu können,
> ist arm.

V. THEMA: Aggressions- und Ausdrucksübungen

- **KOMMENTAR** - Die Möglichkeit zum Ausdruck eines jeden vitalen Gefühls ist notwendig, um lebendig zu sein; genauso notwendig ist die Möglichkeit, alle vitalen Gefühlsäußerungen gegebenenfalls beherrschen zu können.

- **AGGRESSIVITÄT UND DESTRUKTIVITÄT** - Aggression ist nicht Destruktivität. Aggression ist lebenserhaltend und lebensorientiert, Destruktivität nicht. Konstruktive Aggression läßt Frieden und organische Integrität zu, Destruktivität führt in der letzten Konsequenz zum Anorganischen, zum Unorganischen, zu Vergiftung, Gewalt, Zerstörung und Krieg.
  Aggression ist im weitesten Sinn Energie, die in sinnvollen menschlichen Taten und sinnvollen, weil menschenwürdigen Handlungsweisen ihren Ausdruck findet; Aggresssion ist in diesem Sinn nicht nur die Möglichkeit wütend werden zu können. Viele Menschen können gar nicht wütend werden, sondern werden, ohne es zu wissen, gleich gewalttätig. Wirklich aggressive (adgredere = etwas anpacken, an etwas herangehen, an-greifen) Handlungsweisen können zwar andere kurzfristig verletzen, sind aber mittel- und langfristig für alle Beteiligten befreiend und hilfreich. Jemand, der andauernd Übergriffe macht, kann zum Beispiel mit Hilfe dieser Kraft in seine Grenzen gewiesen werden. Andererseits steckt in unserem Sinne eine Menge Aggressivität, Entschlossenheit, Mut hinter der bewußten Entscheidung, ein Kind zu zeugen und verantwortungsvoll großzuziehen. Nimmt man zum Beispiel eine Situation, die ein nach außen gerichtetes, die Situation veränderndes Handeln im Moment nicht ermöglicht, her, dann zeigt sich die Fähigkeit zur Aggression auch darin, sich zu entscheiden, bewußt zu warten, bis sich eine Chance zum effektiven und erfolgversprechenden Eingreifen bietet.

- **ERSCHEINUNGSWEISEN DER AGGRESSIVEN ENERGIE** - Die Möglichkeit zur Aggression ist mit der Möglichkeit verbunden, sich in diesem Leben durchzusetzen, sich anderen Menschen gegenüber zu behaupten, sich tatkräftig eine eigene Existenz zu sichern, die im Leben anstehenden Konflikte, Probleme und Aufgaben befriedigend zu lösen. So mancher in unserer Gesellschaft, der sich durchsetzt und behauptet und sich als stark und kräftig einschätzt, ist in letzter Konsequenz, wie sich heute immer mehr in der gewaltigen Zerstörung unserer gesunden Natur zeigt, destruktiv. Das heißt, um einzuschätzen, welche Handlungsweise konstruktiv aggressiv oder destruktiv ist, muß man gesamte Handlungsabläufe, in ihrem Beginn, ihrer Entfaltung und ihrer letztendlichen Wirkung überblicken. Um sinnvolle Einschätzungen zu bekommen muß man auf Ganzheiten, auf komplexe Zusammenhänge schauen und nicht auf trügerische Details.

- **WEITERE ERSCHEINUNGSWEISEN DER KONSTRUKTIVEN AGGRESSION** - Selbstbehauptung im Rahmen der Rücksichtnahme; Durchsetzungsfähigkeit, ohne Egoismen aufzulaufen; Willenskraft, Mut, Tatkraft im Rahmen ethisch Wertvollen; Fähigkeit zur klaren Abgrenzung; Fähigkeit initiatorisch zu wirken; wirkliche Kreativität, Genitalität, Generativität; Selbständigkeit, Integrität, Souveränität; Fähigkeit, wütend zu werden und Dampf abzulassen, ohne zu zerstören; Möglichkeit, punktuell gezielte persönliche und soziale Forderungen zu stellen.

Üben bedeutet,
Energien für den Weg der Menschlichkeit zu bereiten.

- ÜBUNG KAMPFSPORT - Menschen, die sich grundlegend schwer tun, laut zu werden, Ärger zu zeigen und mit Hilfe einer guten Konfliktkultur mit anderen zu streiten, empfehle ich irgendeine Form des Kampfsportes, über lange Zeit, zu betreiben. Über eine lange, möglichst jahrelange Dauer der Beschäftigung wird die Möglichkeit zum aggressiven Ausdruck, aber zugleich auch zum Halten echten Friedens, in ihnen heranwachsen.
- WEITERFÜHRENDE LITERATUR - Die beiden Bücher Erich Fromm's »Die Kunst des Liebens« und »Die Anatomie der Destruktivität« geben zusammen einen guten Einblick in das Thema Aggressivität-Destruktivität.

1. ALLE ÜBUNGEN IM KAPITEL »MUND-ZUNGE-KIEFER«

2. ALLE ÜBUNGEN MIT DER STIMME, IM KAPITEL »HALS-NACKEN-STIMME«

3. WEITERE AGGRESSIONS- UND AUSDRUCKSÜBUNGEN

151. Handtuchwringen

Man nimmt ein Handtuch, um das es nicht schade ist, und dreht es mit voller Kraft immer mehr zusammen. Indem man es unter Aufbietung aller Kräfte zusammenwringt, fletscht man die Zähne und stößt Laute dazu aus wie: »Ha!« oder »Gib es mir!«.

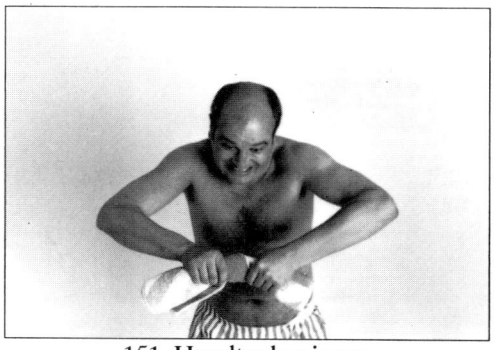

151. Handtuchwringen

> »Ich-liebe-Dich« zu sagen,
> ist im Grunde genauso aggressiv,
> wie »Ich-hasse-Dich« zu sagen.

153. Holzhacken

IM KNIEN - Man kniet sich vor eine feste Matratze oder feste Pölster. Frauen, aber auch Männer, können sich zum Schutz der Hände Handschuhe anziehen, weil beim kräftigen Zuschlagen mit den Fäusten - aus Erfahrung - leicht die Haut aufplatzen kann.

Für Frauen ist ein schweres Stück Holz oder ein alter Tennisschläger ein gutes Hilfsmittel, weil sie durch die Schwere des Gegenstandes leichter ihre Kraft spüren können.

ARMBEWEGUNG - Man holt mit gestreckten Armen (gestreckten Ellbogen) so aus, daß die gestreckten Arme über dem Kopf, die Fäuste leicht hinter dem Kopf sind und das Becken vorne ist. Der Körper beschreibt einen vollen Rückwärtsbogen zwischen Knien und hochgestreckten Fäusten.

Dann läßt man die Spannung der Ausholbewegung los, indem man die Fäuste in die Matratze drischt und das Gesäß ruckartig nach hinten-unten bewegt.

ATEM - Beim Einatmen holt man aus, beim Ausatmen schlägt man in die Matratze.

AUGEN - Die Augen schauen während der ganzen Bewegung auf das Ziel, den Auftreffpunkt der Fäuste. Nur so kann man die ganze Energie versammeln und in einer Handlung effektiv vereinigen.

STIMME UND SÄTZE - Bei jeder Ausatmung wird ein Laut oder eine aggressive Aussage zugleich mit dem Aufschlagen hervorgestoßen. Die Laute und Aussagen erleichtern den Bewegungsablauf. Solche kurzen Aussagen können sein: »Nein!« (abgrenzend) »Ich will nicht!« (verweigernd) »Geh weg!« »Hau ab!« (weg-, von sich stoßend) »Hör auf!« (bestimmend) »Komm her!« oder »Warum!« (fordernd) »Ich bin ein Mann!« »Ich bin eine Frau!«...

BEWEGUNGSABLAUF - Man beginnt mittelstark und achtet darauf, daß man in einen gleichmäßigen Atem- und Bewegungsrhythmus hineinkommt. Erst mit der Zeit, wenn von innen aggressive Impulse hochkommen, legt man zu und drückt sich nach Möglichkeit voll aus.

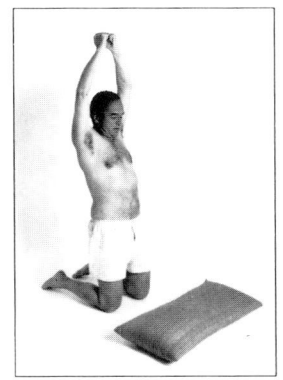

153 A. Holzhacken
(Ausholbewegung)

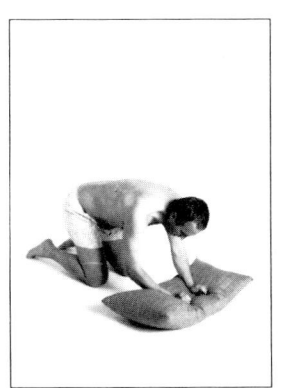

153 B. Holzhacken
(Entladungsphase)

Siehe auch »Holzhacken«, Übung 106.

Wer im wirklichen Sinne aggressiv sein kann,
ist kontaktfähig.

154. Schlagen mit den Armen

IN RÜCKENLAGE auf einer Matratze mit aufgestellten Beinen.
ARMBEWEGUNG - Man holt mit ausgestreckten Armen über dem Kopf aus und schlägt die Fäuste jedesmal mit einem »Nein« in die Matrat- *ze. Man gibt sich in der Bewegung voll aus und geht einmal bewußt über die Grenze, an der man sonst aufhört, hinaus. Man gibt sich voll aus.*
Man rastet und wiederholt die Übung.

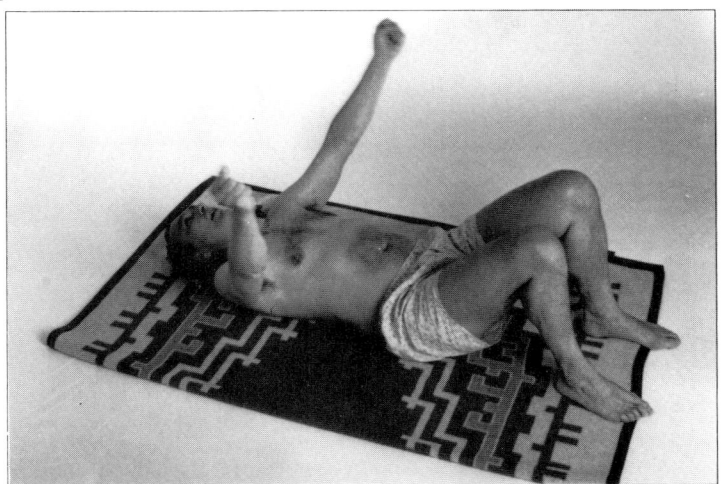

154. Schlagen mit den Armen

155. Schlagen mit den Beinen

IN RÜCKENLAGE auf einer Matratze oder einem Bett.
BEINBEWEGUNG - Man hebt abwechselnd *ein Bein und schlägt es ausgestreckt in die Matratze. Dabei kann man sich mit den Händen an der Matratze festhalten.*

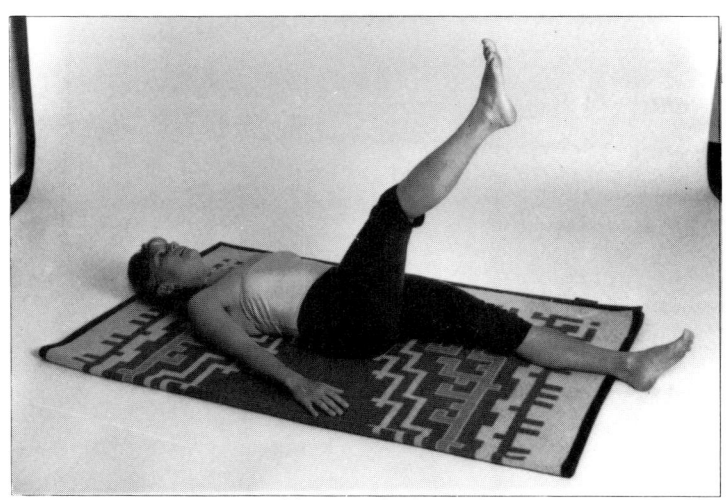

155. Schlagen mit den Beinen

Es gibt nichts Gutes,
außer man tut es.
Erich Kästner

156. Fußtritte

*A. IN RÜCKENLAGE UNTER DEM GE-
SÄSS EINE FEST ZUSAMMENGEROLL-
TE DECKE.*
*Man hält sich mit den Händen an der Decke,
zieht das Knie ganz zur Brust und tritt abwechselnd halbhoch mit der Ferse gegen eine fiktive*
*Person und sagt jedes Mal »Geh weg!« Der
Fußtritt soll nicht in die Höhe gehen, sondern
in Fortsetzung des Körpers. Dabei ist wiederum
wichtig, daß man nicht blindlings tritt, sondern
mit den Augen dorthin sieht, wo die Ferse jeweils auftrifft.*

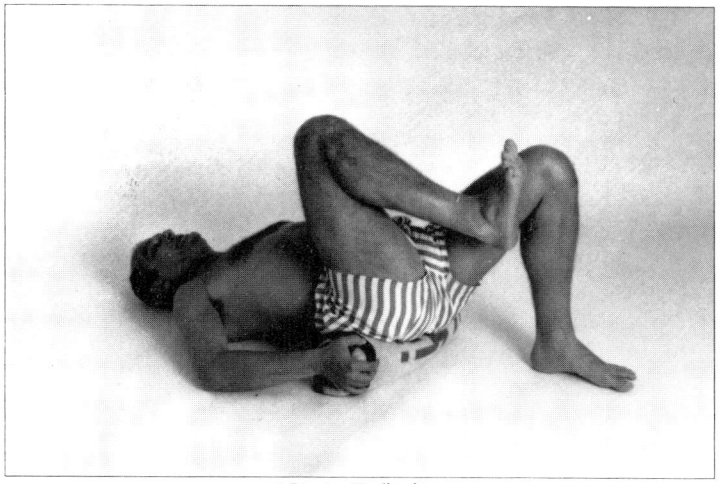

156 A. Fußtritte

B. AUS DER KNIEENDEN POSITION
*Man tritt abwechselnd ein Bein gerade, parallel
zum Boden nach hinten. Die Zehen werden
angezogen, man führt die Wucht des Stoßes*
durch die Ferse.
*Wiederum sieht man jedes Mal mit den Augen
zum Treffpunkt der Ferse und stößt nach Möglichkeit einen Laut aus.*

Weitere Varianten: -

Übung Nr. 91, »Der Ellenbogen-
stoß«.
Übung Nr. 137, »Großes Beckenschwingen auf der Großen Atemrolle«.

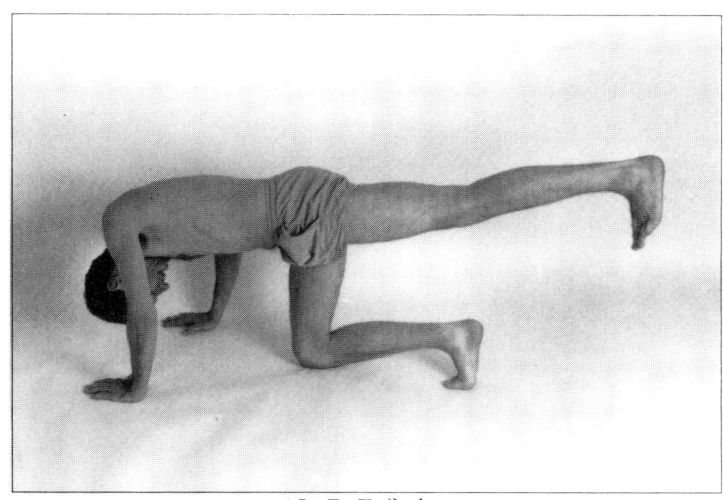

156 B. Fußtritte

**In der Freiheit der Bewegung endet jede Übung,
wen die Freude überkommt,
der bewegt sich von selbst.**

157. Ausdrucksübungen zur Musik

Eine meiner Lieblingsübungen ist das Bewegen zur Musik.
Wenn man allein ist und sich ungehemmt bewegen kann, ist das ein ganz besonderer Genuß.
Einige Bewegungsmöglichkeiten sind im folgenden dargestellt:

- A. VERZÖGERTE ARMBEWEGUNGEN

*Man schließt die Augen und beginnt, nur die Arme zu bewegen und zwar so, daß die Bewegungen sehr langsam, wie in Zeitlupe ausgeführt werden. Das Verlangsamen der Bewegung läßt diese subjektiv sehr groß erscheinen, man bekommt dadurch paradoxerweise viel mehr Bewegungsfreiheit. Ebenso hilft das Schließen der Augen, mehr Bewegungsfreiheit zu erlangen. Man sieht die Bewegungen genauer, indem man sie gleichsam empfindend schaut.
Nach längerer Zeit läßt man Kopf und Rumpf zu den Armbewegungen dazukommen.
Man probiert verschiedene Bewegungsmöglichkeiten aus: kleine, große, kraftvolle, verspielte, zusammenhängende usf. Man spielt mit seinen ungeheuren Bewegungsmöglichkeiten, schöpft die ganze kraftvolle Weite des Bewegungsraumes aus und lädt dadurch den Körper auf.*

- B. VERZÖGERTE BEWEGUNGEN DES GANZEN KÖRPERS

Sobald die verzögerten Arm- und Rumpfbewegungen gut laufen, läßt man die Bein- und Beckenbewegungen dazukommen. Man bewegt sich insgesamt möglichst koordiniert und zusammenhängend und spielt mit den unterschiedlichsten Möglichkeiten immer noch mit geschlossenen Augen.

- C. UNTERSCHIEDLICHE BEWEGUNGSFORMEN

*Nach kürzerer Zeit merkt man, daß man dazu neigt, bestimmte Formen zu wiederholen.
Einerseits kann man nun bewußt mit neuen und unvertrauten Bewegungsarten experimentieren und identifiziert sich spielerisch mit fremden Seinsweisen.
Andererseits kann man die gewohnten Bewegungsformen kleinweise erweitern, indem man ihnen eine etwas andere Richtung gibt, mehr oder weniger Spannung hineinlegt, oder sie in etwas abgeänderte Formen überführt.
Wenn man so immer wieder lustvoll an seinen Bewegungsmöglichkeiten arbeitet, wird sich der Bewegungsspielraum der Beine, der Arme, des Kopfes und Rumpfes, der Schultern und des Beckens, der koordinierten Gesamtbewegung mit der Zeit erstaunlich erweitern.
Tanzt man zusammen mit anderen Menschen, kann man beispielsweise Bewegungsformen, die einen anziehen, spielerisch übernehmen und sie sich so experimentierend zu eigen machen.*

- D. HINGABE AN DIE MUSIKALISCHE BEWEGUNG

Die schwierigste Übung besteht darin, sich so weit auf die musikalische Bewegung einzulassen, daß man sich gleichsam selbst als Ganzes zu einem Ausdrucksorgan der musikalischen Bewegung werden läßt; man ist die Musik, man geht in sie vollständig hinein, man geht in ihr vollständig auf oder anders gesagt, man läßt sich ganz und gar von ihr bewegen, erfassen, durchdringen. Dabei ist wichtig, daß man sich vorher gut warm getanzt hat und daß man im Auge behält, daß diese vollständige Hingabe an die musikalische Bewegung einer sehr hohen Konzentrationsfähigkeit bedarf, die nach und nach geduldig entwickelt werden kann.

Übung ist Symbol für
Kraft, Sammlung, Konzentration.

4. Spezielle Übungen

G. ÜBEN IM ALLTAG

■ Es ist sinnvoll, neben fixen Übungszeiten, Gewohnheiten zu entwickeln, durch die kleine Übungen und Bewegungen in den Alltag und Arbeitsablauf eingebaut werden.

158. Eine Vielzahl von Übungsvorschlägen für den Alltag

- *Am Morgen sehr bewußt den »rechten« Fuß auf den Boden setzen, bewußt den Fuß auf den Boden der Realität aufsetzen und sehr bewußt den ersten Schritt tun.*
- *Mit kleinen Schritten vom Bett zum Bad gehen.*
- *Mit dem Finger zwei-, dreimal in den Rachen hinunterfahren und den Brechreiz kurz auslösen. Dadurch wird der Hals-Rachenraum kurz geöffnet.*
- *Die Zunge mit einem Silberlöffel sauberschaben.*
- *Zwei Gläser lauwarmen Wassers nach dem Aufstehen trinken. Dies ist eine sehr gute und saubere Stuhlganganregung.*
- *Beim Zähneputzen, Schminken oder Rasieren den Hintern nicht zusammenzwikken, bewußt loslassen.*
- *Am Morgen im Spiegel bewußt die Gesichtsform und den Augenausdruck anschauen. Mit dem eigenen Spiegelbild sprechen: »Wie hast Du geschlafen? Wie geht es?«.*
- *Auf den ersten Stuhl, auf den man sich hinsetzt, mit langem Ausatmen Platz nehmen, das ganze Gewicht vom Stuhl tragen lassen.*
- *Beim Binden der Schuhe tief in die Knie gehen, oder dabei wie im Vorwärtsbogen, Übung Nr. 3, sich mit gestreckten Knien zum Schuhebinden hinunterbeugen.*
- *In der Früh ein paar Mal langsam um das Haus traben.*
- *Mit einem guten Freund vor dem Frühstück gemeinsam in einer schönen Gegend laufen, miteinander, ohne zu konkurrieren oder Druck zu machen.*
- *Wenn möglich, zu Fuß zur Arbeit gehen oder mit dem Rad bei jedem Wetter zur Arbeit fahren.*
- *Auf dem Weg in die Arbeit ein paar lokkernde, spaßig-clowneske Grimassen schneiden.*
- *Zwischendurch bewußt lächeln, bewußt seufzen, bewußt gähnen.*
- *Statt mit dem Lift zu fahren, bewußt zu Fuß gehen, um genug zu atmen und sich zwischendurch genügend zu bewegen, aktiv zu regenerieren (Streß ist sehr häufig eine Form der Bewegungslosigkeit).*
- *Auf dem Stuhl sitzend, die Arme hochstrecken und sich rücklings über die Lehne strecken.*

**Weil wir atmen,
lebt das Universum.**

- *Die Finger verklammern; die verklammerten Hände hinter den Kopf geben; sich mit den Ellbogen dann am Türsturz links und rechts abstützend (ähnlich wie in Übung Nr. 39) sich nach vorne durchhängen lassen., sodaß der Körper eine zeitlang vibriert.*
- *Von einem Zimmer zum anderen mit ganz langsamen Schritten gehen und bei jedem Schritt tief ausatmen, das Gewicht bewußt bei jedem Schritt über die jeweilige Fußsohle auf den Boden abgeben.*
- *Immer wieder zwischendurch »ganzheitlich schauen«, keine Details fixieren, sondern das ganze Bild auf einmal aufnehmen und anschauen.*
- *Ein paar Mal den Kiefer weit aufsperren und ausatmend die Zunge weit hervorstrecken.*
- *Einige Male ganz langsam mit dem Kopf kreisen.*
- *Fünf Minuten auf »A« singen und zwar so, daß der Körper insgesamt mehr und mehr in diesem Ton zu vibrieren beginnt.*
- *Statt üben, sich genug Zeit für den Partner nehmen und einander streicheln.*
- *Auf natürliche Pausen achten und diese einhalten.*
- *Ein paar Minuten mit geschlossenen Augen nur auf die Atmung achten.*
- *Nach dem Ausatmen eine kurze Pause machen und darauf achten, was in dieser Pause passiert.*
- *Alle körperlichen Aktivitäten, wie zum Beispiel Bierkisten heimtragen, Einkaufssäcke schleppen usf., als körperliche Anregung betrachten, als Chance, daß der Körper sich daran entwickeln kann, ohne daß man extra eine Kraftübung machen müßte.*
- *Ein paar Minuten zu einer packenden Musik tanzen oder Ausdrucksbewegungen dazu machen.*
- *Mit den Augen funkeln.*
- *Sich bewußt die schönen Dinge des Lebens anschauen.*
- *Eine zeitlang verschiedene ineinander gehende Vokale bilden.*
- *Miteinander schlafen; ohne Leistungsdruck miteinander schlafen.*
- *Im Bett liegen, die Fußsohlen aneinander legen, die Beine auseinanderfallen lassen, die verklammerten Hände hinter den Kopf legen, sich beim Einatmen ganz öffnen.*
- *Am Abend vor dem Schlafengehen konzentriert daran denken, worauf man am nächsten Tag besonders achten wird und diese Vorsätze langsam und stimmlos vorsagen (z.B. »Morgen werde ich darauf achten, in einem guten Rhythmus zu arbeiten. Ich werde sehr konzentriert und gelassen meine Arbeit tun usf.«*

Und so weiter. Alles, was einem gut tut, ist sinnvoll und erlaubt.

**Solange wir auf Erden weilen,
ist es nie zu spät, zu leben zu beginnen
und unser Dasein für die Weiterentwicklung
des Himmlischen im Menschlichen zu nutzen.**

H. ÜBEN IM ALTER

■ KURZKOMMENTARE

»Wer sich vom Leben in Pension schickt, ist wirklich alt.«

■ Manche Menschen nutzen die Tatsache ihres sogenannten realen Alters, um ihren Jammer, ihre Nörgelei, ihre schrecklichen Gedanken, die sie immer schon in ähnlicher Weise dachten, mit der Begründung des Alt- und Krankseins nun scheinbar berechtigt zu verbreiten.
Wirklich alt ist jemand, der geistig, seelisch und körperlich unbeweglich, steif und verkrampft ist; dies kann mit drei, mit dreißig oder mit achtzig Jahren sein.

■ Daß KÖRPERLICHE BEWEGLICHKEIT eine Frage der Kindheit und Jugend ist, stimmt nur zum Teil. Ich habe selbst mit Dreißig mit dem Karate-Do mit einigen geistigen Vorbehalten bezüglich der Beweglichkeit begonnen. Heute, nach über zehn Jahren, bin ich beweglicher als ich, soweit ich mich erinnern vermag, je zuvor war. In unserem Karateclub ist eine Frau, die mit Sechzig angefangen hat. Wunderbar! Wir schätzen und achten sie gerade dafür.
Wenn es besonders kalt ist und schneit und ich auf den Hügeln um Salzburg laufe, dann treffe ich keine Menschenseele außer einem fünfundsiebzigjährigen Mann im Anzug, der sich flott, mit seinem ihm verbliebenen Bein, auf zwei Krücken den Hügel hinaufbewegt.

■ DIE GEISTIGE UND SEELISCHE BEWEGLICHKEIT ist, soferne keine krassen Krankheiten vorliegen, überhaupt keine Frage des physischen Alters: Es ist eine Frage, wie weit jemand - innerhalb seiner Möglichkeiten - an sich innerlich arbeitet, und dies ist altersunabhängig.
Die geistig-seelische Beweglichkeit und Lebendigkeit hängt zu einem bestimmten Grad mit der körperlichen zusammen; aber genausogut kann ein Mensch, der durch körperliche Gebrechen zum Teil oder stark behindert ist, geistig und seelisch ungeheuer lebendig sein und sogar von seiner sogenannten Behinderung profitieren. Die Gleichung Geist, Seele und Körper zeigen das Gleiche stimmt nur begrenzt.

■ »Es ist nie zu spät mit etwas Sinnvollem und mit etwas Gutem zu beginnen.« Die einzigen Hindernisse aus Altersgründen etwas nicht mehr zu beginnen, bestehen im Kopf, in hinderlichen Vorstellungen und Klischees vom Alter. Viele Menschen beginnen schon mit Dreißig und Vierzig sich selbst vorzusagen und einzureden, daß es jetzt zu spät ist, daß sie zu alt sind, um etwas Neues zu beginnen. Ich glaube, die einzig wirkliche Möglichkeit »jung zu bleiben« ist, zur Belebung Bewährtes zu behalten und bereit zu sein, sich auf etwas Neues einzulassen mit der Konsequenz, unbrauchbar Gewordenes auszuräumen, restlos über Bord zu werfen.
■ Damit sind wir bei der Frage: Gibt es so etwas wie Altersübungen? Ich meine, im engeren Sinn, nein. Im weiteren Sinne, ja, insoferne man seinen Kräften und organischen Möglichkeiten und Grenzen entsprechend die Übungen für sich sinnvoll und ohne falsche Schonung, anpaßt.

**Es ist nie zu spät, mit etwas Sinnvollem
und etwas Gutem zu beginnen.**

159 A-E: Wichtige Übungsschwerpunkte im Alter

A. DIE AKTIVE ANREGUNG DES STOFFWECHSELS - Ausdauerbewegungen wie Dauerlauf oder Kreislauf und Stoffwechsel aktivierendes, also atmungsaktives Radfahren, Berggehen, Langlaufen oder alle Ballspiele, wo man geraume Zeit kontinuierlich in Bewegung und tieferer Atmung bleibt.

Gegen alle vorzeitigen Alterungsprozesse ist die Ausdauerbewegung, in welcher Form auch immer, das probate Mittel. Gegen das Älterwerden und Sterben können wir letztlich nichts unternehmen, damit müssen wir als Menschen durch innere Reife fertig werden. Die wesentliche Frage ist also nicht, daß wir alt werden, sondern wie wir alt werden.

Wenn die Gelenke in Mitleidenschaft gezogen sind, kann man sich mehr auf das Schwimmen verlegen, wenn möglich auf das Kraulen (beansprucht die Gelenke am wenigsten) oder auf das Brustschwimmen (Vorsicht mit den Kniebewegungen; günstig ist es, bei lädierten Knien keine starken Schleuderbewegungen zu machen, sondern runde und kontinuierliche Kniebewegungen).

B. DEHNUNGSÜBUNGEN - alle Arten sind wichtig gegen die Altersrigidität (Alterssteifigkeit); hier besonders Übungen gegen die Rigidität des Brustkorbes, Übungen für die Beweglichkeit des Beckens und der Beine.

C. DER DREHSITZ (Nr. 140 und 141) - diese sehr effektive Yogaübung verhindert als einzige das Verkleben und Verwachsen der untersten Lendenwirbel erfolgreich (bestens beschrieben in »Yoga für Menschen von heute«, Andre van Lysebeth, siehe Literaturverzeichnis). Das Verkleben der untersten Lendenwirbel bewirkt dieses steife, unbewegliche Kreuz, das häufig das Bild des »gealterten« Körpers prägt. Es gibt leichte Varianten, mit denen man langsam beginnen kann. Bis mindestens Fünfundsiebzig macht es Sinn, noch damit zu beginnen.

Ich habe einmal im Fernsehen eine alte Dame hoch über Siebzig sehr sanft zu feiner Musik Beweglichkeitsübungen machen sehen. Sie tat dies, so anmutig, grazil und schön und war obendrein körperlich voll beweglich, daß ich zu Tränen gerührt war und diese Szene nie mehr vergessen habe. Es ist möglich!

D. DER KOPFSTAND (Nr. 47, 149) - gegen die Verkalkung der Gefäße und gegen die vorzeitigen Stoffwechselstörungen des Gehirns gibt es nichts besseres als den Kopfstand oder den halben Kopfstand. Der Kopfstand kann in seiner Intensität für die Hirndurchblutung (Stoffwechsel und Ernährung der Kapillargefäße des Gehirns) durch nichts wirklich ersetzt werden. Wer den Kopfstand beim besten Willen nicht machen kann, der kann stattdessen die Kerze oder auch den Vibrationspflug (Übung Nr. 7) machen.

E. DIE PASSIVE STOFFWECHSELANREGUNG - wie morgendliches oder abendliches Bürsten und Wasserbehandlung von der Peripherie der Beine und Arme zum Herzen hin; Kneippen; Sauna usf.

Der aktiven Anregung des Stoffwechsels ist dennoch ganz klar der Vorrang zu geben, die passive Stoffwechselanregung ist nur sehr schwach dagegen, ist zusätzlich, zum Genießen oder für Menschen, die sonst nichts anderes mehr machen können.

**Es geht nicht darum, ewig jung zu bleiben,
sondern darum, nach Möglichkeit, in Würde altern zu können
und dies möglichst wach und lebendig.**

**Leben ist Wachstum,
Übung der Weg;
der Weg eines jeden Herzens
nach Glückseligkeit.**

I. ÜBUNGS-PROGRAMM MIT DER KLEINEN ATEMROLLE

INTENTION/ZIEL

- Lockern der Muskelspannungen des Rückens und des Zwerchfells
- Vertiefen der Atmung, Lockern des Zwerchfells
- Lösen blockierter Gefühle
- Kräftige Anregung des Energieflußes
- Das Lassen, Auslassen, Nachgeben steht im Vordergrund

PERSONENKREIS

- Diese Übung ist relativ schwer zu verstehen und braucht im allgemeinen Vorerfahrungen und Verständnis für bioenergetische Körperarbeit. Dennoch ist sie im Prinzip für alle geeignet und durchführbar, denn die einzelnen Leser werden den Anweisungen in unterschiedlicher Weise folgen können.
- Im besonderen für Menschen, die sich in Therapie befinden und von TherapeutInnen begleitet und unterstützt werden.

■ WICHTIGE BEMERKUNGEN
Diese Übungen, vor allem die Positionen I und II, können auf Sie, wenn Sie keine bioenergetischen Vorerfahrungen haben, vorerst unangenehm wirken.
Durch den Druck des Holzes und die erhebliche, konstante Streckung, können starke Druck-, Zug- und Schmerzempfindungen entstehen. Nehmen Sie die vorerst als subjektiv unangenehm empfundenen Sensationen nicht zum Anlaß, die einmal über der Atemrolle eingenommene Position aufzugeben. Halten Sie die einmal eingenommene Position entgegen üblicher Logik bei und drücken Sie stattdessen die entstehenden Spannungen und vorübergehenden Unannehmlichkeiten über die Stimme (Ton - Laut - Schrei) und über die Mimik aus.
Urteilen Sie bitte über die Streckung frühestens, wenn Sie die Position III erreicht haben. Spätestens in dieser Position wird die entspannende Wirkung der Streckung voll spürbar.
In Position I und II, die jeweils einige Minuten (sechs, sieben Minuten; für Erfahrene auch mehr) eingenommen werden, liegen die Schwierigkeiten und die größte Körperarbeit (Spannungsphasen). Die Positionen III bis VI (Entspannungsphasen) entfalten die Wirkungen, die man sich in den Phasen I und II erarbeitet hat.

**Zuerst muß der Körper in seiner Anspannung nachlassen,
sich zu einem Gefäß öffnen, in das Freude und Glückseligkeit von innen
kommend, erfüllend, strömen können.**

**- Ein wichtiges Übungs-Lern-Paradox -
Um zu verstehen, was man nicht versteht,
muß man sich mit dem beschäftigen,
was man nicht versteht.**

■ VORSICHT/EINSCHRÄNKUNGEN

Höchste Vorsicht ist angebracht, falls Ihre Wirbelsäule (z.B. Wirbelvorfall, Verletzungen der Wirbelsäule usf.) in irgendeiner Weise geschädigt ist.
In bioenergetischer Körperarbeit gänzlich Unerfahrene mögen sich in ihren Möglichkeiten, die Streckung auszuhalten, langsam vortasten.

■ BESCHREIBUNG UND HERSTELLUNG DES GERÄTES

Die Kleine Atemrolle ist für jeden leicht herstellbar.
Man nimmt ein Rundholz, das in Bauhandlungen zu bekommen ist.
Der Durchmesser beträgt zirka 10 Zentimeter, die Länge zirka 45 Zentimeter.
Dieses Rundholz wird mit einer Decke, die aus festem und dichtem Gewebe besteht - das ist wichtig - umwickelt. Die Umwicklung soll nicht zu weich sein, weil die Muskulatur und der Körper insgesamt nur auf der festen Unterlage effektiv entspannen und nachgeben können.

■ ANGST, SCHMERZ UND VERSPANNUNG

Vorweg einige Sätze zum Zusammenhang von Angst, Schmerz und Verspannung.
Schmerzen sind oft ein Zeichen dafür, daß genau dort, wo sie auftreten die größten Verspannungen und Verkrampfungen sitzen. Falls Schmerzen in irgendeiner Form gerade bei diesen Übungssequenzen auftreten, ist es günstig, statt reflexartig und gewohnheitsmäßig, die Luft anzuhalten, bewußt weiterzuatmen und genau in diese Körperstelle hineinzuatmen, an der der größte Schmerz zum Vorschein kommt. Bei vielen Menschen treten im Augenblick, wo Schmerzen aufkommen, deren gewohnten Ängste in Kraft. Es sind ängstliche Vorstellungen, die niemals eintreten, niemals eingetreten sind, niemals eintreten werden (wie z.B. »Mir bricht das Kreuz«, »Ich muß gleich sterben«, »Hilfe, ich ersticke« usf.) Das Auftreten solcher Ängste ist ein sicheres Zeichen, daß man den tief blockierten Gefühlen, die sonst durch diese scheinbar vernünftigen angstvollen Inhalte vermieden werden, sehr nahe ist.

160 I-VI: Übungs-Programm mit der Kleinen Atemrolle

■ POSITION I

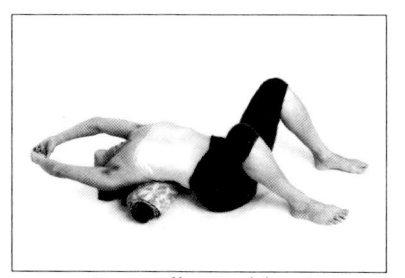

Atemrolle: Position I

RÜCKENLAGE - Man legt sich rücklings über die Atemrolle und zwar so, daß man genau mit den Schultern aufliegt.
DIE ARME - werden über dem Kopf stark zurückgestreckt gehalten. Diese Armstreckung wird trotz Spannung und Schmerz über sechs, sieben Minuten gehalten.
DER KOPF - wird ganz nach hinten ausgelassen. Unangenehme Sensationen, Spannung im Körper werden über Ton-Laut-Schrei ausgedrückt.

**Jede Übung ist ein Hinweis auf ein Ziel.
Wahre Ziele sind mit Sinn erfüllt.**

■ POSITION II

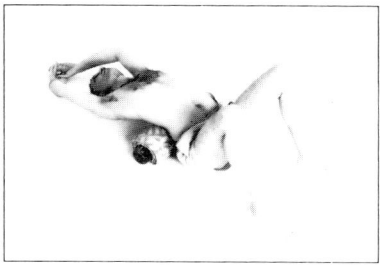

Atemrolle: Position II

*RÜCKENLAGE - Man bleibt rücklings über der Rolle und verändert nur seine Position. Man legt sich mit dem Zwerchfell-Lendenwirbelbereich über die Atemrolle.
DAS GESÄSS - muß unbedingt am Boden bleiben, sonst kann die Übung nicht ihre Wirkung entfalten.
DIE ARME - werden wieder rücklings über dem Kopf gestreckt.
Man hält den Druck und Zug aus, bis der Körper nachgibt (6 bis 7 Minuten.)*

■ POSITION III

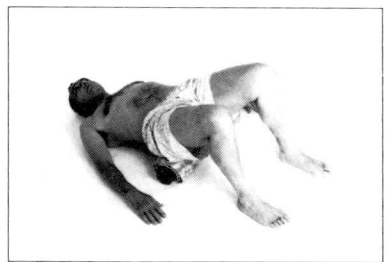

Atemrolle: Position III

RÜCKENLAGE BEIBEHALTEN - Man legt das Gesäß direkt auf die Atemrolle, sodaß das Becken über dem übrigen Körper erhöht ist. Diese Position ist bequem und in ihrer Wirkung, nach den Positionen I und II, sehr intensiv.

■ POSITION IV

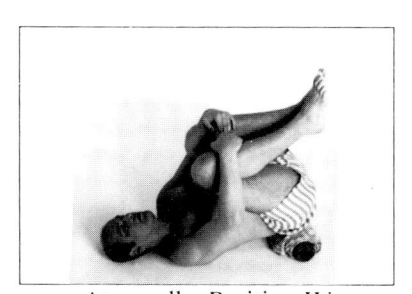

Atemrolle: Position IV

RÜCKENLAGE BEIBEHALTEN - Man behält die Grundposition von Position III bei, aber zieht die Knie an die Brust und hält sie dort, dem Atemrhythmus folgend und nachgebend, mit den Armen.

**Ideale sind etwas Schönes.
Realismen sind die Wurzeln für das Schöne.
Realistischer Idealismus.**

■ POSITION V

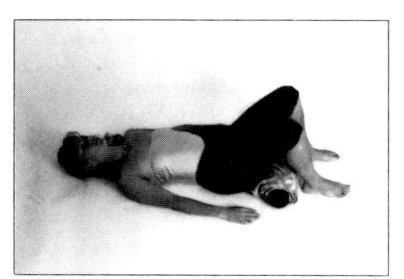

Atemrolle: Position V

RÜCKENLAGE - Man legt sich mit aufgestellten Beinen am Boden hin.

■ POSITION VI

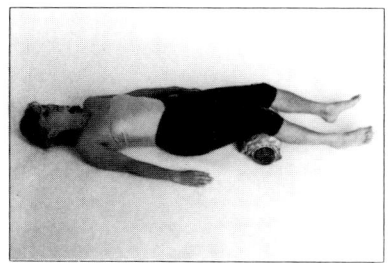

Atemrolle: Position VI

RÜCKENLAGE - Man legt sich die Atemrolle unter die Kniekehlen.

> **Die wahre Übung nährt den geistigen Menschen,
> der sich durch Entwicklung von Freiheiten
> über Getriebenheit und reine Triebhaftigkeit
> als friedliches und menschliches Wesen erhebt.**

J. ARBEIT MIT DER GROSSEN ATEMROLLE UND MIT DEM ATEMSTUHL

■ KOMMENTAR - Der Atemstuhl ist ein typisch bioenergetisches Arbeitsinstrument; er kann ein äußerst machtvolles Übungsinstrument sein, aber er kann auch ein Übungsinstrument sein, das völlig fehl am Platz ist; dies herauszufinden ist nicht so einfach, weil man sich mit diesem Hilfsmittel an der äußersten persönlichen Grenze entlang tastet.

■ FUNKTION DES ATEMSTUHLS - Die Funktion des Atemstuhls ist, Muskelblockaden und Muskelpanzerungen intensiv zu lockern, in Bewegung zu bringen, dadurch die Atmung zu vertiefen und in der Folge die energetische und emotionale Durchlässigkeit und Schwingungsfähigkeit des Menschen herbeizuführen und erheblich zu vergrößern.
Läßt man sich auf die Intensitäten des Atemstuhls ein, kann dieses körpertherapeutische Instrument zu einem kraftvollen Hilfsmittel werden. Kleinschrittweise, schrittweise oder sofort bewegt man sich in Richtung: Erleichterung, Fallenlassen, Hingabe, sich Gehenlassen, Nicht-Mehr-Zusammennehmen-Müssen, befreiendes Auslassen, insgesamt Loslassen. Zuvor sind jedoch die Hindernisse der Selbstkontrolle und Selbstbeherrschung, des Schmerzes und der Angst zu meistern.
Dennoch: die Arbeit mit Hilfe des Atemstuhls kann genauso kraftvoll sein wie eine sanfte, stimmige Berührung kraftvoll sein kann.

■ CHANCEN, SCHMERZEN, ÄNGSTE - Die Arbeit auf dem Atemstuhl ist eine große Chance, letztlich blockierte Energien zu mobilisieren, zu befreien und sich emotional tief fallenlassen zu können; sie ist deshalb letztlich eine große Chance, da oft zuerst tiefe Ängste und schneidender Schmerz besiegt werden müssen. Dabei geht es nicht um irgendeinen Schmerz, sondern um einen »wahnsinnigen Schmerz«, nicht um irgendeine Angst, sondern um eine »unbeschreibliche Angst«. Die persönlichen inneren Blockaden kommen zum Vorschein, »das halte ich nicht aus, ich werde verrückt«, »das kann doch nicht gut sein, mir bricht ja gleich das Kreuz«, »bevor ich ersticke, ist es besser aufzuhören« usf. Das Paradox, daß man zuerst durch einen so heftigen Schmerz, durch eine solch immense Angst hindurch muß, damit man sich letztlich sehr erleichtern kann, will der Verstand zuerst nicht und nicht glauben und zur Kenntnis nehmen. Es wird günstig sein, sich durch dieses Tal des Schmerzes und der Angst langsam vorzutasten, immer an der momentanen Belastungs- und Leistungsgrenze entlang. Wenn Sie unerfahren sind und alleine üben, lassen Sie sich Zeit.

■ FUNKTION DER ATEMROLLE - Die Atemrolle hat dieselbe Funktion wie der Atemstuhl. Die Atemrolle ist etwas sanfter und bietet den Vorteil, daß man jede Stelle des Rückens selbst durcharbeiten kann.

■ VORSICHT - Menschen mit akuten Rücken- und Wirbelproblemen sollten nicht mit dem Atemstuhl und der Atemrolle arbeiten, ohne mit einem Bioenergetiker genau darüber gesprochen zu haben.

GÜNSTIGE BESTELLADRESSE - siehe am Ende des Literaturverzeichnisses.

*Erleichternde Lösungen beginnen
mit der Befreiung und Vertiefung des Atems.*

1. ÜBUNGEN MIT DER GROSSEN ATEMROLLE

161 a. Arme hinter dem Kopf

Man setzt sich auf das Gesäß und wölbt den Rücken aus dem Sitz über die Atemrolle. Die Finger werden verklammert und die Handflächen am Hinterkopf angelegt.

ATMUNG - In der Einatmung drückt man die Ellbogen etwas zurück, sodaß sich der Brustraum angenehm dehnt.

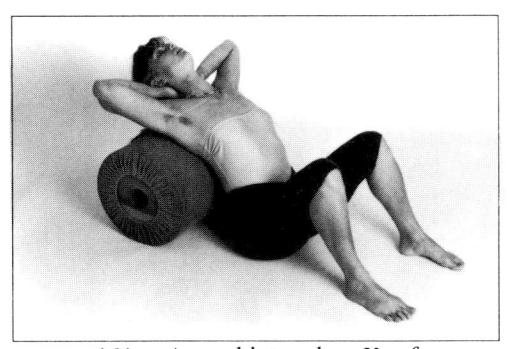

161 a. Arme hinter dem Kopf

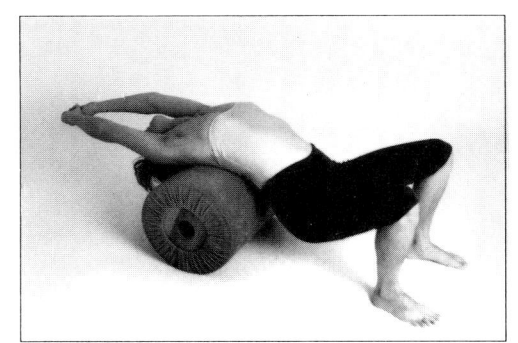

161 b. Langsames Darüberrollen, Arbeit mit Schmerzpunkten

161 b. Langsames Darüberrollen (Arbeit mit schmerzenden Punkten)

*RÜCKENLAGE - Man legt die Schulterblätter auf die Atemrolle, läßt den Kopf ganz zurücksinken, streckt die Arme bei ausgestreckten Ellbogen gut zurück. Auf der einen Seite hängt der Kopf herab, auf der anderen das Becken.
LANGSAMES ROLLEN - Indem man Zentimeter für Zentimeter weiterrollt, arbeitet man den Rücken durch. Nach jedem Weiterbewegen verweilt man wieder einige Zeit an derselben Stelle.
SCHMERZPUNKTE BEHANDELN - An den Stellen, wo es auffallend schmerzt, bleibt man bewußt länger und atmet tief in die schmerzende Stelle des Rückens hinein, möglichst so lange, bis der Schmerz vergeht.
FUSSPOSITION - Die Fußposition paßt man so an, daß das Liegen auf dem jeweiligen Rückenabschnitt möglichst einfach ist.
VARIANTE - An den Schmerzpunkten singt man einen Ton über die ganze Ausatmung an die jeweilige Schmerzstelle. Einige Zeit mit dem Singen des Tones verbringen.*

**Keine der Möglichkeiten, etwas zu tun und zu betrachten
ist besser als die andere; denn - vielleicht
wird morgen schon
die momentan Verachtungswürdigste die Brauchbarste sein.**

161 c. Beckenschwingen

GRUNDPOSITION - *wie 160 b.*
SCHWINGEN - *Dann beginnt man das Becken immer wieder hochzuschwingen, ohne die Fußsohlen vom Boden abzuheben. Langsam beginnen, etwas steigern, einige Zeit beibehalten.*

VARIANTE - *Stampfen der Beine. Statt mit aufgesetzten Fußsohlen zu schwingen, schwingt man mit dem Becken so kräftig hoch, daß man mit den Füßen ins Aufstampfen kommt. Die Bewegung so dosiert beibehalten, daß man nicht von der Atemrolle herunterfällt.*

161 d. Mit Brust und Bauch über die Atemrolle legen

BAUCHLAGE - *Mit der Brust auf die Atemrolle legen und atmen; auch weiteratmen, wenn momentan schmerzliche, unangenehme Gefühle entstehen sollten.*
WIRKUNG - *lockert den Brust- und Bauchbereich.*

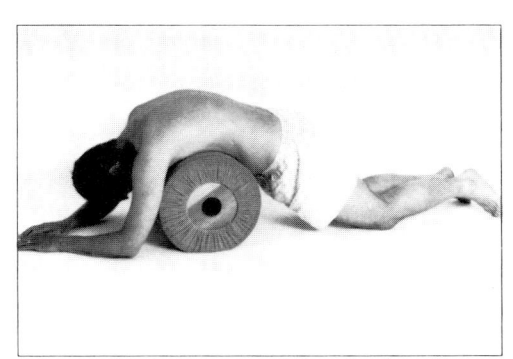

161 d. Mit Brust und Bauch über die
Atemrolle legen

Die wichtigsten Voraussetzungen zur Möglichkeit
des Übens sind Neugier, Ausdauer und Geduld.
Schnellebigkeit ist hier nicht gefragt.

2. ÜBUNGEN MIT DEM ATEMSTUHL

■ Man kann als Atemstuhl auch den Rücken anderer Menschen, Sofas, geeignete Polstermöbel, liegende Baumstämme im Freien und Ähnliches verwenden.

162 a. Oberer Rücken
(relativ aufgerichtet)

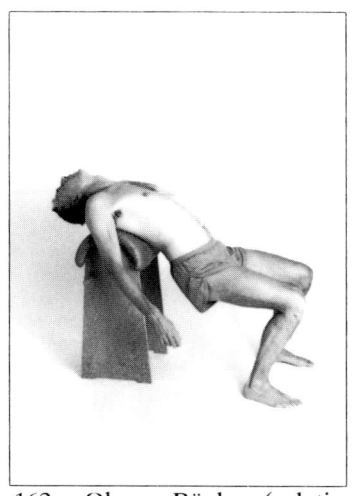

162 a. Oberer Rücken (relativ aufgerichtet)

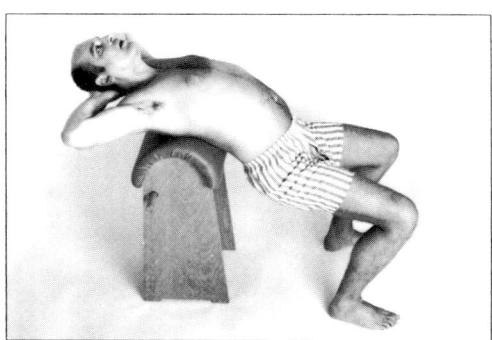

162 b. Oberer Rücken (Arme hinter dem Kopf)

162 b. Oberer Rücken
(Arme hinter dem Kopf)

Übungen sind Anstöße, Impulse auf der physischen Seinsebene,
um den geistigen Menschen zu nähren.

162 c. Oberer Rücken
(Arme zurückgestreckt)

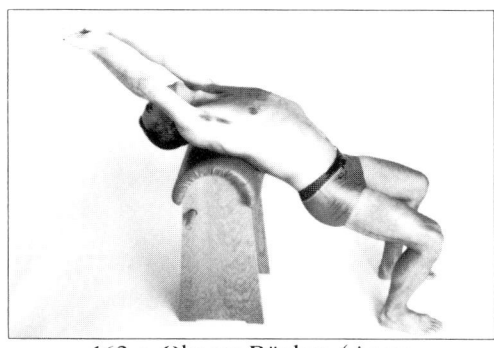

162 c. Oberer Rücken (Arme zurückgestreckt)

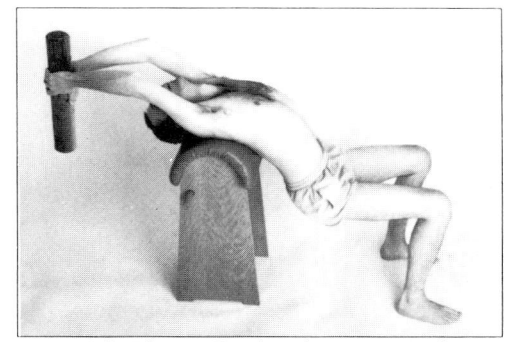

162d. Oberer Rücken (Arme zurück, schweren Gegenstand halten)

162 d. Oberer Rücken
(Arme zurück, schweveren Gegenstand in die Hand)

162 e. Oberer Rücken
(sich am Stuhl dosierend anhalten)

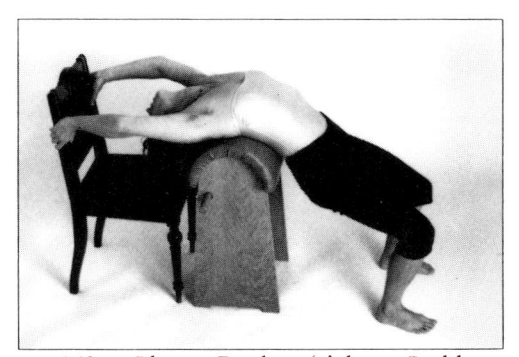

162 e. Oberer Rücken (sich am Stuhl dosierend anhalten)

Es gibt nicht die rechte, die einzige Übung.
Aber es gibt ein Bekenntnis zu sich selbst, als Übenden,
zur Bewegung, zum Leben, zum Wachstum, zum Lebensfluß.

162 f. Oberer Rücken (mit Stuhl und Trampeln)

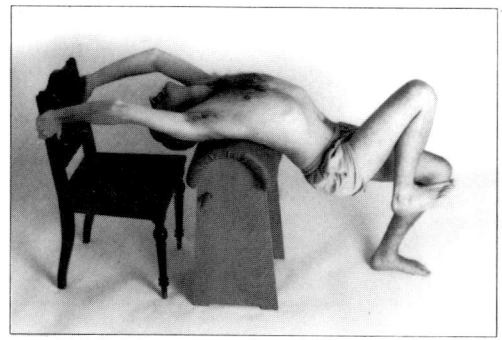

162 f. Oberer Rücken (mit Stuhl und Trampeln)

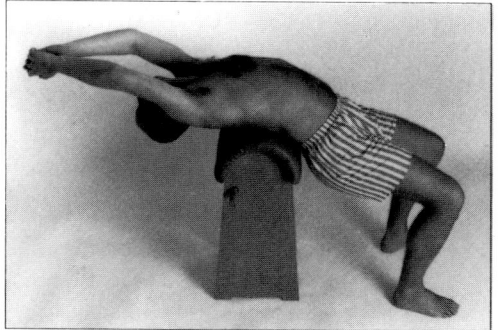

163 a. Zwerchfellauflage, Arme und Kopf zurück

■ Die Übungen, die unter 161 a - 161c gezeigt wurden, können statt mit dem oberen Rücken mit dem Auflegen auf das Zwerchfell durchgeführt werden.

163 a. Zwerchfellauflage (Arme und Kopf zurück)

163 b. Zwerchfellauflage (am Stuhl festhalten)

163 c. Zwerchfellauflage (Stuhl und Beckenschwingen)

Denn ich sehe das Ziel
als sähe es mich.

164 a. Unterer Rücken
  (Zehen am Boden, Kopf hinten
  auflegen)

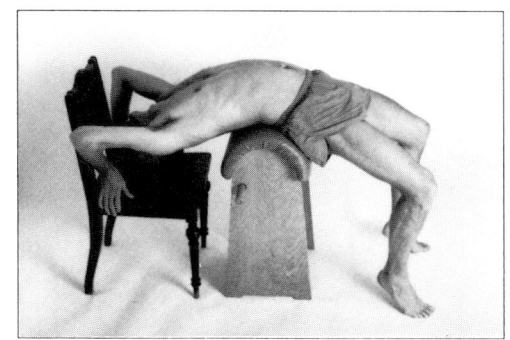

164 a. Unterer Rücken (Zehen am Boden,
Kopf hinten auflegen)

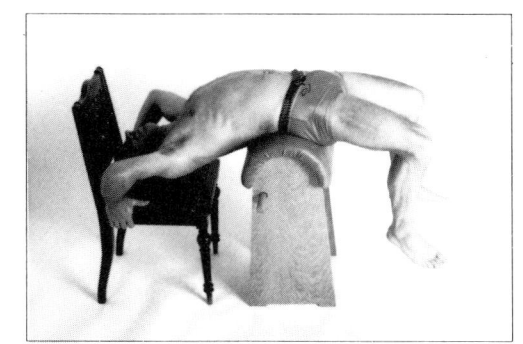

164 b. Unterer Rücken (Beine in der
Luft...)

164 b. Unterer Rücken
  (Beine in der Luft, Kopf aufgelegt,
  Halten an den Stäben)

164 c. Unterer Rücken
  (dasselbe wie 163 b und
  Mobilisieren der Beine durch
  Treten)

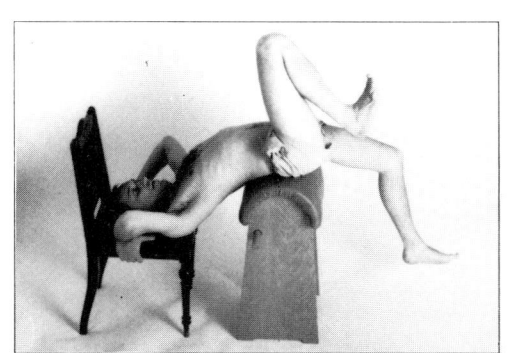

164 c. Unterer Rücken (Mobilisieren der
Beine durch Treten)

Übungen sind mögliche Wege, um Lücken aufzutun,
zu neuen Plätzen, zu letzten Räumen,
zu Erfüllung und umfassender Leerheit.

165. Mit der Brust darüberlegen

Arme, Kopf und Beine werden in beiden Varianten völlig hängengelassen. Den Gefühlen Ausdruck verleihen.

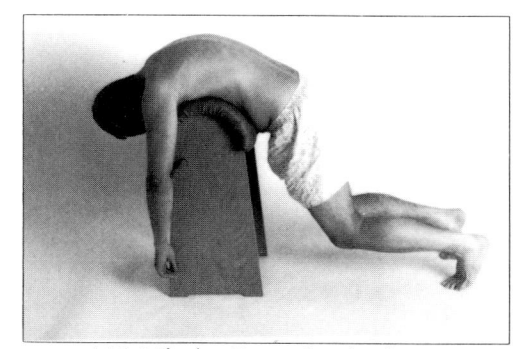

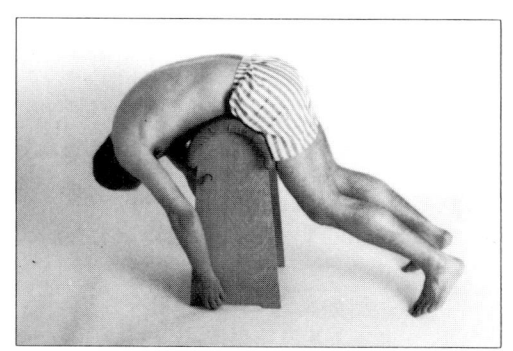

165. Mit der Brust darüberlegen   166. Mit dem Bauch darüberlegen

166. Mit dem Bauch darüberlegen

Die letzte Übung wird
hingegeben.

***

Über dem Himmel der Himmel,
Höhe der Nacht,
über dem Segen das Glück,
Seligkeit durch Bewegung entfacht.

K. CHARAKTERSTRUKTURELLES ÜBUNGS-PROGRAMM

■ Die Charakterstruktur zeigt sich, sehr verknappt gesagt, in der Neigung zu einer der folgenden Haltungen:

- sich zusammenzuhalten / zusammenzureißen,
- sich immer anzuhalten / anzuklammern,
- innezuhalten / alles zu schlucken,
- sich obenzuhalten / immer besser sein zu wollen,
- sich zurückzuhalten / das Herzliche zu vermeiden.

(Die Charakterstrukturen sind ausführlich in »Analytische Bioenergetik« von R. Dietrich, siehe Literaturverzeichnis, beschrieben.)

Die grundlegende und entscheidende Frage ist daher:

Wie und mit welchen Übungen komme ich, von dieser meiner Haltung ausgehend, in Bewegung und Bewegtheit?

HALTUNGEN	BIOENERGETISCHE BEZEICHNUNG	ÜBUNGSVORSCHLÄGE ZUR BEARBEITUNG/ ERWEITERUNG
ZUSAMMEN-HALTEN	SCHIZOIDE STRUKTUR	
		Grundübungs-Programm: Übungen Nr. 3 »Vorwärtsbogen«, Nr. 5 »Seitliches Armschwingen«, Nr. 7 »Vibrationspflug«, Nr. 10 »Beckendehnung«, Nr. 11 »Grimassen schneiden«, Nr. 12 »Eigenton«, Nr. 13 »Schmetterlingsatmung«, Nr. 14 »Dauerlaufen für Anfänger«.
		Nr. 25: Vorwärtsbogen mit Schaukelbewegung
		Nr. 30: Vorwärtsbogen mit Brustexpander

**Übungen sind sinnvolle Lebenshilfen,
unterstützen das innere Wachstum,
und helfen Strukturen zu erweitern.**

HALTUNGEN	BIOENERGETISCHE BEZEICHNUNG	ÜBUNGSVORSCHLÄGE ZUR BEARBEITUNG/ ERWEITERUNG
		(Fortsetzung der schizoiden Struktur)
		Nr. 32: Seitwärtsbogen mit Schulterdehnung
		Nr. 41: Vibration durch verzögerte Bewegung
		Nr. 48: Augenübungen im genußvollen-Dauerlauf
		Nr. 51 - 55: Gesichtssequenz
		Nr. 56 - 67: Auswahl (Segment. Mund-Zunge-Kiefer)
		Nr. 72: Zunge vorstrecken mit hohem Schrei
		Nr. 86: Verzögertes Armschwingen
		Nr. 87: Unorthodoxes Schulterkreisen
		Nr. 89 - 91: Hand- und Fußgelenksdehnung
		Nr. 95: Arme nach vorne strecken
		Nr. 96: Brustexpander im Liegen
		Nr. 97: Seufzende Atmung
		Nr. 102: Herzens-Fragen
		Nr. 112: Lichtatem
		Nr. 119 - 124: Auswahl Zwerchfellatmung
		Nr. 125 - 140: Auswahl Beckenübungen
		Übungen mit der Großen Atemrolle: Nr. 161b und 161c
SICH AN-HALTEN	ORALE STRUKTUR	Übungen mit dem Atemstuhl: Nr. 162b, 162c, 162f, 163c, 164c, 165.
		Grundübungs-Programm besonders Nr. 6 »Hänge- und Streckstütz« und Nr. 14 »Dauerlaufen für Anfänger«
		Nr. 20: Starker Rückwärtsbogen
		Nr. 21: Tiefer Rückwärtsbogen
		Nr. 40: Beine zum Himmel hochstrecken
		Nr. 44: Kopf-Hand-Knie-Stütz (Tibet)
		Nr. 81 - 84: Schulterghürtel-Arme-Hände
		Nr. 86: Verzögertes Armschwingen
		Nr. 95: Arme nach vorne strecken
		Nr. 104 - 107: Festigung des Rückens
		Nr. 5, 6, besonders 88, »Warme Hände« 89, 90, 93.

**Wer in einer einzigen Struktur lebt, ist gefangen;
wer zwischen wenigstens zwei Strukturen wählen kann,
ist frei.**

HALTUNGEN	BIOENERGETISCHE BEZEICHNUNG	ÜBUNGSVORSCHLÄGE ZUR BEARBEITUNG/ ERWEITERUNG
		(Fortsetzung der oralen Struktur)
		Nr. 147 - 149: Gleichgewichtsübungen (Erdung, Balance) Übung mit der Großen Atemrolle Nr. 161b. Übungen mit dem Atemstuhl Nr. 162b, 162c, 162f, 164b, 164c.
INNE- HALTEN	*MASOCHISTISCHE STRUKTUR*	

Grundübungs-Programm besonders Nr. 1 »Springen am Stand«, Nr. 2 »Rückwärtsbogen«, Nr. 6 »Hänge- und Streckstütz«, Nr. 10 »Beckendehnung«, Nr. 12 »Eigenton«, Nr. 13 »Schmetterlingsatmung«, Nr. 14 »Dauerlaufen für Anfänger«

Nr. 19: Rückwärtsbogen mit Kopflehne
Nr. 21: Tiefer Rückwärtsbogen
Nr. 23 a: Kniesitz mit starkem Rückwärtsbogen
Nr. 27: Vorwärtsbogen mit Nackendehnung
Nr. 34: Seitwärtsbogen mit vertikaler Streckung
Nr. 40: Beine zum Himmel hochstrecken
Nr. 42: Unterschenkel-Unterarmstand
Nr. 43: Dehnen der Adduktoren
Nr. 45: Denken und Rede reinhalten
Nr. 47: Kopfstand
Nr. 65: Vorwärtsbogen mit Kieferdehnen
Nr. 68 - 70: Zungenübungen (wichtig!)
Nr. 78: Rückwärtsbogen der Hals- und Brustwirbelsäule
Nr. 80: Übungen mit der Stimme (wichtig!)
Nr. 85: Handflächen zur Decke strecken
Nr. 104 - 106: Rückenübungen
Nr. 112 - 113: Licht- und Reinigungsatem
Nr. 115 - 116: Seufzende und Stöhnende Atmung
Nr. 118: Sphincteratmung (Placierung des Atems
Nr. 125 - 131: Beckenübungen

**Ganz auf den Boden der Wirklichkeit zu kommen,
ist die Aufgabe, die sich uns als Menschen stellt.**

HALTUNGEN	BIOENERGETISCHE BEZEICHNUNG	ÜBUNGSVORSCHLÄGE ZUR BEARBEITUNG/ ERWEITERUNG
		(Fortsetzung der masochistischen Struktur)
		Nr. 147 - 149: Gleichgewichtsübungen
		Nr. 152 - 156: Aggressions- und Ausdrucksübungen (wichtig!)
		Nr. 157: Ausdrucksübungen zur Musik.
		Übungen mit der Großen Atemrolle Nr. 161 a, b,c,d
		Übungen mit dem Atemstuhl Nr. 162 a,c 163 a,c ,164 c und 166
SICH OBEN HALTEN	*PSYCHOPATHISCHE STRUKTUR*	
		Grundübungs-Programm Übungen Nr. 3 »Vorwärtsbogen«, Nr. 7 »Vibrationspflug«, Nr. 9 »Sitzvorbeuge«, Nr. 10 »Beckendehnung«, Nr. 11 »Grimassen schneiden«, Nr. 13 »Schmetterlingsatmung«, Nr. 14 »Dauerlaufen für Anfänger«
		Nr. 23: Kniesitz mit starkem Rückwärtsbogen
		Nr. 26: Vorwärtsbogen mit Unterarm-Unterschenkelschluß
		Nr. 29: Vorwärtsbogen mit Überkreuzstand
		Nr. 32: Seitwärtsbogen mit Schulterdehnung
		Nr. 40: Beine zum Himmel hochstrecken
		Nr. 42: Unterschenkel-Unterarmstand
		Nr. 43: Dehnen der Adduktoren
		Nr. 44: Kopf-Hand-Kniestütz
		Nr. 45: Denken und Rede reinhalten
		Nr. 46: Konstruktive Gedanken
		Nr. 47: Kopfstand
		Nr. 48: Augenübungen im genußvollen Dauerlauf
		Nr. 51 - 52: Gesicht massieren und Grimassen schneiden
		Nr. 55: Singen auf »mm«
		Nr. 68 - 71: Zungenübungen
		Nr. 81 - 84: Schulterübungen
		Nr. 86: Verzögertes Armschwingen

**Einfach atmen - geatmet werden -
ewig nur dieses -
Schritt für Schritt.**

HALTUNGEN	BIOENERGETISCHE BEZEICHNUNG	ÜBUNGSVORSCHLÄGE ZUR BEARBEITUNG/ ERWEITERUNG
		(Fortsetzung der psychopathischen Struktur) Nr. 87: Unorthodoxes Schulterkreisen Nr. 96: Brustexpander im Liegen Nr. 100: Das Herz ansingen Nr. 111: Erdatem Nr. 119: Lachendes Anstoßen Nr. 123: Hechelnde Bauchatmung Nr. 125 - 140: Beckenübungen Nr. 151: Entwickeln der Sehnsucht Nr. 160: Sequenz mit der Kleinen Atemrolle Übungen mit der Große Atemrolle Nr. 161b und 161c.
SICH ZURÜCK-HALTEN	RIGIDE STRUKTUR	Atemstuhl Nr. 162c, 163a, c, 164b,c, 165.
		Grundübungs-Programm, Übungen Nr. 2 »Rückwärtsbogen«, Nr. 3 »Vorwärtsbogen«, Nr. 7 »Vibrationspflug«, Nr. 8 »Kniespreiz-Sitz mit Rückwärtsbogen«, Nr. 9 »Sitzvorbeuge«, Nr. 11 »Grimassen schneiden«, Nr. 13 »Schmetterlingsatmung«. Nr. 18: Feiner Rückwärtsbogen mit Einstützen Nr. 23: Kniesitz mit starkem Rückwärtsbogen Nr. 30: Vorwärtsbogen mit Brustexpander Nr. 41: Vibration durch verzögerte Bewegung Nr. 43: Dehnen der Adduktoren Nr. 50: Intensive Sonnenübung Nr. 52: Grimassen schneiden Nr. 55: Singen auf »mmh« Nr. 59: Sanftes Mundspitzen Nr. 68: Gesicht, Kiefer und Zunge schütteln Nr. 86: Verzögertes Armschwingen Nr. 92 - 102: alle Brust-Herz-Übungen (besonders Nr. 101!) Nr. 112: Lichtatem

**Größte Bewegtheit -
in tiefster Stille.**

HALTUNGEN	BIOENERGETISCHE BEZEICHNUNG	ÜBUNGSVORSCHLÄGE ZUR BEARBEITUNG/ ERWEITERUNG
		(Fortsetzung der rigiden Struktur) Nr. 114: Atempausen (Atemverhaltung) Nr. 134: Dehnen der Schenkelinnenseiten (nachher Nr. 136) Nr. 139: Die Schaukel Nr. 151: Entwickeln der Sehnsucht Nr. 160: Sequenz mit der Kleinen Atemrolle. Übungen mit der Große Atemrolle, Übung Nr. 161b. Übungen mit dem Atemstuhl, Nr. 162c, 163a, 164b, 164c, 165

III. THEORIE ZUR BIOENERGETISCHEN ANALYSE UND DIE KUNST DES ÜBENS

Waldefried Pechtl

1. Allgemeines

Ein Schmetterling erzählt all sein flatterhaft theoretisches Wissen einer Blume, deren Nektar er trinken will, - und ertrinkt in seinem Wissen, ohne getrunken zu haben.

Die Theorie zur Bioenergetischen Analyse wird eher erzählend sein, und vielleicht ist für manchen Wissensdurst ein anregender Tropfen dabei. Die Leser sollten nicht im Wissen ertrinken, sondern nebenbei die Kunst des Fliegens in der Phantasie, die Kunst des Übens und die Kunst der eigenen Theoriebildung pflegen.

1.1. Geschichtlicher Hintergrund

Die Gründung einer Methode hat immer mit der Person des Begründers, seiner persönlichen Geschichte und dem sozialen »Zeitgeist« zu tun. Begründer sind meist ihrer Zeit etwas voraus und haben eine Vorahnung bezüglich von Entwicklungsschritten, die im Gesellschaftlichen gewünscht sind oder ausgelassen wurden. Wie es aussieht, gebären gerade Männer neue Methoden, vielleicht als Ausgleich zu den Frauen, die Mütter werden können.
Insgesamt ist auffällig, daß zyklisch wiederkehrend bestimmte thematische Schwerpunkte in den Methoden der humanitären Wissenschaften auftauchen und betont werden: einmal das Seelische, dann das Geistige und dann wieder das Körperliche. Die Wechselbeziehung wird zwar durchwegs als bedeutungsvoll erachtet, aber die Akzentuierung verschiebt sich alle dreißig bis fünfzig Jahre
Die Bioenergetische Analyse, die sich als körperorientierte Methode ausweist, fußt auf dem psychoanalytischen Gedankengut Sigmund FREUDs und dem charakterologischen Ansatz

von Wilhelm REICH, der oft unverstanden die gesellschaftlichen oder umweltbezogenen Auswirkungen der Persönlichkeitsbildung in die Analyse hineinnahm.

Alexander LOWEN (geb. 1910), ein Schüler Wilhelm REICHs, gründete 1957 in New York das Bioenergetische Institut und schuf durch praxisnahe therapeutische Arbeit und theoretische Ausführung das methodische Fundament der Bioenergetischen Analyse.

Seit 1974 hat diese Therapieform in vielen Ländern Fuß gefaßt, wobei sich unser Arbeitskreis von Freunden und Kollegen (DÖK) zum Ziel gesetzt hat, den ganzheitlichen Ansatz - die Balance der körperlichen, geistigen, seelischen und sozialen Dimension - den Menschen bewußt und für sie nutzbar zu machen.

Die Geschichte lehrt uns, daß Methoden, deren Begründer und Nachfolger immer den Bazillus des Dogmas und der geschäftstüchtigen Verwaltung in sich tragen, gerade dadurch mit der Zeit ihre ursprüngliche Wirkung verlieren. So gesehen kann eine Methode niemals etwas Bestehendes, Beharrendes oder Wahres sein, vielmehr sollte sie den Menschen als entwicklungsfähiges Wesen immer wieder neu miteinbeziehen und seinen Weg finden lassen. An sich gibt es keine Methode, die wirkt, - aber Menschen, die anderen ihren Weg und ihre Begleitung anbieten, um gemeinsam ein Stück Weg der Bewußtwerdung zurückzulegen.

Übungen zu machen, zu üben, ist ein wichtiger methodischer Bestandteil in der Bioenergetischen Analyse. Die Geschichte des Übens ist zugleich die Geschichte des bewußten Lernens und der bewußten Lebensgestaltung. Üben heißt dabei, das Bestehende und Gewußte leben, bis ein innerer Wandel eintritt. Dieses Buch gibt hiefür Anregungen zum Tun.

1.2. Unterscheidungen

Die Fragestellung, was Therapie, Analyse oder Beratung sei, wird oft diskutiert und kann nur theoretisch beantwortet werden. Das stundenweise Lebenstheater gibt einen riesigen Spielraum für Benennungen und Begriffe, die durchwegs zutreffend sind, aber auch der Verwirrung freien Raum geben. Unternehmen wir in aller Kürze einen Versuch, die drei Begriffe zu unterscheiden, obwohl in den meisten Fällen ein Überschneiden unumstößlich ist.

Die Beratung ist ein funktionales, vereinbartes Tun, wo mit einer zeitlichen Begrenzung der Berater einer oder mehreren Personen mit seinem Wissen zur Verfügung steht. Es gilt dabei, Fachberatungen, persönliche Beratungen und Problemberatungen zu unterscheiden.

Die Therapie ist eine Beratungsform, die Personen hilft, ihre Lebensweise zu erkennen und neu zu ordnen, weil sie im sozialen Sinn selbst unfähig sind, ihr Beziehungs- und Wertsystem angemessen für sich und andere zu nutzen. Menschen, die Therapie brauchen, sind von ihren Störungen, Symptomen, Konflikten und Problemen bestimmt; ihnen ausgeliefert, sind sie chancenlos, aus diesem Kreislauf ohne fremde Hilfe auszusteigen. Therapeuten als Diener und Gefährten, die natürliche Kräfte auch für andere nutzen, stellen sich als Entwicklungshelfer in einem geschützten Bezugsrahmen zur Verfügung, um andere Möglichkeiten der Lebensbewältigung aufzuzeigen.

Die Analyse ist nichts anderes als ein verdichteter Lernvorgang. Das Bestehende und Vergangene wird respektvoll wahrgenommen und das Zukünftige neugierig und vorbereitet in Empfang genommen. Kommt jemand in die Analyse und sagt, es gehe ihm schlecht, dann wird daran gearbeitet. Kommt der gleiche Mensch und erzählt, es gehe ihm gut, wird ebenfalls daran gearbeitet. Die Analyse hat das Lernen um des Lernen willens zum Inhalt, sie sollte die Fähigkeiten des einzelnen nutzen, um die Entwicklung natürlich gedeihen zu lassen.

Die Analyse ist einem Theaterstück vergleichbar, wo jede Rolle mit der gleichen Person besetzt ist. Der Analytiker wird als Begleiter gewählt, der in der Übertragung und durch eine dienende Widerstandsarbeit alte und neue Rollen beweglich hält und aus der Verdrängung befreit. Die zeitlichen und persönlichen Irrtümer werden nicht sanktioniert und gerichtet, sondern bewußt gemacht. In der Bioenergetischen Analyse bleibt das Beziehungsangebot nicht auf die verbale, symbolische Ebene beschränkt. Mit Hilfe von Übungen und Aufgabenstellungen nutzt man die körperliche Dimension, gleichsam als phänomenologische Verankerung, frühere Einstellungen als Haltungen deutlich werden zu lassen, um neue, zeitgemäße Alternativen zu entwickeln.

In der therapeutischen und analytischen Arbeit scheint es günstig, auch die Begriffe des Übens und Trainierens getrennt zu betrachten.

Üben heißt wiederholen und in der Wiederholung zu lernen. Üben hat das Üben selbst zum Ziel und ist daher zweck- und ziellos. Irgendwann im Prozeß der unwiederholbaren Wiederholungen wird das Erkennen Da-sein.

Trainieren ist auf ein Ziel hin gerichtet, und das Verhalten wird dem Erreichen des Ziels untergeordnet. Trainieren ist eine bewußt gewählte Strategie der Veränderung, aber auch eine andere Wortform für Erziehung und Züchtung. Veränderungsstrategien können der Entwicklung dienen, aber auch dauerhaft stören.

Abschließend könnte man ganz eng zusammenfassen, daß Therapie auch Training braucht, während Analyse lebenslanges Üben braucht.

1.3. Oh, Theorie

Es gibt keine Psychoanalyse, keine Bioenergetische Analyse, keine Gestalttherapie und sonstige Methoden für sich; es geht vielmehr um Menschen, die als sinn- und wertvoll erkannte Wege anderen als Hilfe anbieten. Die Psychoanalyse, Bioenergetik, Logotherapie und viele andere können gar nichts, geschweige heilen. Dazu braucht es Personen - oh, Theorie - Menschen mit Liebe für andere Menschen. Theorie für sich allein kann nicht genügen, denn die Theorie braucht Geschichten und Namen, sonst ist sie ein ebgenagtes, nummeriertes Skelett in einem Museum.

Wenn man über Theorie schreibt, ziehen Prozessionen von Mitmenschen imaginär vorbei und liefern lebendige Beispiele einer Lebensphilosophie. Einige Aussagen, Bilder und Szenen will ich kurz aufführen. Aufgrund unserer Abstinenz gebe ich bei den Namen nur zwei Buchstaben preis:

- AL schaut beim Segeln auf seine Füße und sagt mit seinen siebzig Jahren: »An meinen Füßen muß ich immer noch arbeiten und üben.«
- RF meint, daß Befürchtungen, die eintreffen, günstiger sind, wie wenn Wünsche wahr werden.
- LHs jüngste Tochter sagt, sie hatte einen wunderbaren Lehrmeister. Ich pflichtete ihr bei und sagte, daß ich den gleichen fand.
- KK läuft jetzt. Vor Jahren übte er den Lauf in Gedanken, dann lief er um sein Leben, und jetzt laufen wir miteinander.
- JP fand heraus, daß jeder Mensch gleichviel Glück und Unglück in Händen hält. Es liegt an ihm/ihr, was er/sie lieber greift und begreift.
- LL bewies, daß es auf einem Regenbogen Frauen gibt, die Träume Wirklichkeit werden lassen.
- AH braucht es nicht zu sagen, was er oft mit seinem Schweigen ausdrückt.
- ER gibt viel, obwohl er haben möchte.
- GH pfeift auf die Theorie und schreibt nächtelang daran.
- SF konnte seine Nachkommen nicht gewinnen lassen und gewann Ruhm.
- HP verzichtet von sich aus auf die Zukunft, denn schon die Gegenwart ist ungewiß.
- RD geht seinen Weg der Geschichten, die sich finden.

Mögen viele dieser Aussagen rätselhaft erscheinen und auch buchstäblich nicht einzuordnen, mit ihrer Hilfe wage ich einen Brückenschlag zur (oh) Theorie
Die Theorie zur Bioenergetischen Analyse, mit dem Anspruch auf ganzheitliches Denken, darf nicht vom Menschen abrücken, sich festkrallen an Glaubenssätzen oder analytischen Konstruktionen, sondern muß offenbleiben für das geheimnisvoll Alltägliche. Theorien, denen das Unverständliche und Heitere fehlt, die also ernst zu nehmen sind, sind Gebäude ohne Leben in sich. Die Theoriebildung kann nur der Bewußtheit dienen, um dann bewußt zu sein.

2. Theorie zur Bioenergetischen Analyse

Als ich letztes Jahr Alexander LOWEN in New York traf, meinte er in einem längeren Gespräch:

»Therapy (= B.A.) is very simple, but also very sophisticated.«

Der Großmeister der Bioenergetischen Analyse liebt es, bei seinem großen Wissen enorm zu vereinfachen, um das komplexe Geschehen in der Analyse begreifbar zu gestalten. Das Komplexe soll nicht verleugnet werden, aber analytisches Gedankengut benützen heißt, sich zu trauen, aus einem unbegreifbaren Angebot zuzugreifen und das Ergriffene genauer zu betrachten. In der Analyse treffen sich mindestens zwei bewußte und unbewußte Lebensgeschichten, und die Arbeit besteht darin, das Unbekannte, die festgefahrenen Fixierungen und Haltungen »tanzen« zu lassen, bis sich das Verdrängte bewußt befreit. Igor Alexander CARUSO hat die Zielsetzung für die psychoanalytische Behandlung folgendermaßen definiert:

»Es geht darum, wieder Objekt der Natur zu werden
und Subjekt der eigenen Geschichte zu sein.«

Auch diese Aussage klingt einfach und klar. Die Aufführung und das Erreichen dieser Ziele verlangt viel Können, Geduld und Disziplin von allen Beteiligten.
Die Persönlichkeit des Menschen hat etwas Vollkommenes an sich, schon durch die Schöpfung selbst. Im Entwicklungsprozeß geht es daher nicht um Verbesserungen, sondern um Annahme des Gewesenen (der Geschichte), Bewußtwerden seiner Fähigkeiten und Nutzung der Kräfte, um die Entwicklung gedeihen zu lassen.
Die Persönlichkeit ist auch nicht teilbar, auch wenn wir unsere Aufmerksamkeit auf Teilbereiche wie Körper, Geist und Seele, Wahrnehmung, Denken und Fühlen zentrieren können. Wir lassen, gerade in der Wissenschaft, gerne etwas verschwinden, um mit scheinbar Wichtigerem glänzen zu können.
Die Persönlichkeit des Menschen kann nur prozeßhaft gesehen werden, wobei sich der Mensch entwickelt und sein Weg mit ihm geht.
Der Mensch als Persönlichkeit braucht Begleitung und Beziehung. Zuerst braucht er sie lebensnotwendig und später hat er die Freiheit der Wahl seiner Beziehungen und sozialen Kontakte.
In der Bioenergetischen Analyse geht man von der Annahme aus, daß der Mensch eine Ganzheit als Persönlichkeit darstellt, die sich in der Balance von Körper, Geist und Seele und den

sozialen Beziehungen widerspiegelt. Jede Entwicklung in Organismen oder Systemen, aber auch jede Beibehaltung eines Gleichgewichts braucht Energie.

Die Entwicklungschancen steigen, wenn Energien fließend, zum Austausch bereit, vorhanden sind. Bei der Bindung von Energien oder natürlichen Kräften gibt es Verzögerungen in der Entwicklung und ein Aufhören, Anhalten von Bewegungen. Beispielsweise stehen der lustvollen Unruhe eines Verliebten vor dem Rendevouz ein erschreckendes Erstarren bei Sichten einer giftigen Schlange gegenüber.

Die Kombination der Mobilisierung von Energien und das analytische Durcharbeiten als Bewußtseinsbildung sind wesentliche Hilfen in einem Wachstumsprozeß. Die Akzentuierung auf der körperlichen Ebene gibt dem Analysanten, Klienten und Teilnehmern zusätzliche Chancen, bestimmte Phänomene mitzuvollziehen und nicht auf das Glauben von geistigen Konstruktionen angewiesen zu sein.

Das psychoanalytische Modell, die Übertragung als Phänomen der Abwehr für die Widerstandsarbeit zu nutzen, wurde auch in der Bioenergetischen Analyse beibehalten, wobei allerdings auf das Couch-setting verzichtet wird.

Weitere Elemente der Bioenergetischen Analyse werde ich nun in der Folge beschreiben.

2.1. Das Kernstück der Analyse: die Charakterstrukturen

Wilhelm REICHs Werk »Charakteranalyse« (1933) wurde und wird von vielen Fachleuten als »das Beste und Durchdachteste, was über Psychotherapie gesagt worden ist«, bezeichnet. Für ihn ist die Charakteranalyse gleichzeitig Widerstandsanalyse, weil sich der neurotische Charakter als ein Abwehrsystem erweist, in dem sich seit der Kindheit Defensivangst in verschiedenen Entwicklungsschichten verfestigt hat. Hierbei entdeckte Wilhelm REICH den Zusammenhang zwischen gebundener psychischer Energie und physiologischer Spannung, die zu bestimmten Körperhaltungen und Ausdrucksformen führt. Wir nehmen als Schutz und Abwehr bestimmte Körperhaltungen ein und nutzen bestimmte, beschränkte Bewegungsmuster, um zu überleben oder mit der Umwelt zurechtzukommen. Wir haben Charakter, was so viel heißt, wir haben eine bestimmte Panzerung zur Verfügung. Der Charakter oder unsere Schutz- und Abwehrmaßnahmen bindet Energie, die dem bioenergetischen Austausch nicht mehr zugänglich ist. Das bioenergetische Funktionssystem, gleichsam das natürlich Emotionale, ist durch Blockierungen, Verkrampfungen und Illusionen gepanzert, geschützt und unbewußt reguliert. Das Lustvolle ist dem Leidvollen gewichen. In der Gegenwart werden Wiederholungen von früher eingeschliffen, bis der Charakter alles hält, was er verspricht. Bildhaft ziehen wir uns eine Ritterrüstung an, besorgen uns Schwerter und Schilde, Kreditkarten und Walkmen und kämpfen und flüchten durch die saftigsten Wiesen der Lust und des Friedens. Der Preis, den wir unbewußt bezahlen, ist die Einengung der sinnlichen Wahrnehmung, die Eindämmung der Ausdruckskraft und die Vergeudung der Beweglichkeit.

Unter der Ritterrüstung werden die Muskeln und Festigkeiten trainiert, um all das Schwere zu tragen und zu ertragen. Unter dem Charakterpanzer schreien die Gefühle, - lautlos. Beweglichkeit ist nur noch das Pferd und das Auto im Halteverbot.

Charakterstrukturen sind bevorzugte, aus ambivalenter Not entstandene Überlebensmuster, die aus dem Unbewußten heraus gesteuert sind. Diese Charakterstrukturen sind phänomenologisch lesbar, gedacht als analytische Wahrnehmungshilfen, um nicht primär mit Deutungen und Interpretationen operieren zu müssen. Die Gefahr bei zu früh angesetzten Deutungen ist die Verzerrung der Wirklichkeit, wo nicht die absprechbare Beobachtung als Ausgangspunkt genommen wird, sondern nur noch die Interpretation als Auslegung zählt. Entstanden sind die Strukturbezeichnungen aus entwicklungspsychologischen Modellen, psychologisch-medizinischen Begriffen und erfahrungswissenschaftlichen Erkenntnissen. Das Körperlesen als begleitende Diagnostik hält den Analytiker und Therapeuten immer wieder dazu an, die Haltungen (des Körpers), die Einstellungen (des Geistes) und die Bewegtheit (der Psyche) seiner selbst und seines Klienten zu erkennen, um nicht in die Falle der Gegenübertragung zu tappen.

Die Einteilung der Charakterstrukturen bezieht sich auf:
    a. frühe Entwicklungsphasen, um den Faden der Wiederholungen aufgreifen zu können
    b. wiederkehrende körperliche Haltungs- und Bewegungsmuster
    c. spezielle Beziehungsmuster im sozialen Zusammensein
    d. Denk- und Vorstellungsmuster, die meist situativ irreal sind
    e. Ausbreitung von Grundstimmungen und Gefühlsteppichen
und bietet die Möglichkeit für den Analytiker, distanziert beobachten zu können und gleichzeitig gefühlsmäßig nahe zu sein.

Da mein lieber Freund und Kollege Reinhold DIETRICH in seinem Buch »Analytische Bioenergetik - Bilder, Strukturen und Geschichten« die Charakterstrukturen umfangreich behandelt hat, beschränke ich mich hier bequemerweise darauf, diese zu nennen:

schizoid	zusammenhalten, zusammennehmen
oral	sich anhalten wollen, an sich halten
masochistisch	innehalten, drinnenhalten
psychopathisch	obenhalten, obensein
rigid	sich vom Herzen her zurückhalten

Zu betonen ist, daß die obigen Begriffe (schizoid...usw.) keine Krankheitsbezeichnungen sind, sondern Überlebensmuster idealtypisch kennzeichnen. Wo der Analysant oder Klient die Haltungsmuster bewußt wählt (z.B. »Stillgestanden«), kann man nicht von einer charakterologischen Haltung sprechen In der analytischen Arbeit werden diese unbewußten Einstellungen und Haltungsaspekte dem bewußten Erkennen zugeführt. Die Wahlmöglichkeit unterschiedliche Haltungen nutzen zu können, zu wechseln und zu erweitern, läßt die Überlebensmuster zurücktreten und läßt Lebensmodellen neuen und zeitgemäßen Platz. Dabei geht es nicht um Veränderung oder neue Verhaltensweisen, - es ist dies ein langwieriger, schwieriger Entwicklungsprozeß von innen heraus, der ohne Begleitung kaum denkbar ist.
Für die Ausprägung der Charakterstrukturen können zwar traumatische Ereignisse Auslöser sein, aber das Einnehmen der Haltungen wird mit Sicherheit erst in der Folgezeit geschehen. Jemand, der wie geprügelt durch die Gegend läuft, ist vielleicht noch niemals geschlagen worden, und er schützt sich vor dem ersten Schlag, der nie stattfand. Wenn wir in den Spiegel schauen, steht uns eher unsichtbar, verdrängt der/die Gepanzerte gegenüber, und erst Hinweise von anderen lassen an manchen Stellen den Panzer durchlässiger werden. Wir sehen immer wieder die selbstgezimmerte Wirklichkeit und machen andere schuldig, auf Augenhöhe Balken eingezogen zu haben. Um festgefahrene Einstellungsmuster aufzulösen, braucht es nichtsanktionierte Bezugsfelder, wo Menschen in einer wertschätzenden Akzeptanz verschiedenen Wirklichkeiten, Welt- und Menschenbildern Raum geben.
Letztlich geht es um eine Befreiung aus einer Gefangenschaft, die unbewußt selbst gewählt und mit der Zeit vergessen wurde. Damals war das Verstecken in den Verliesen nach dem Verlassen-Werden angebracht. Damals waren Szenen, wo Gefühle nur verwirrend waren. Damals war das eigene Verständnis nicht gefragt, sondern wurde als dumm bezeichnet. Damals meinten andere, über mich mehr zu wissen und verlangten, dies auch zu glauben. Nein, die Festungen und Mauern, Stacheln und verrosteten Zugbrücken wurden benötigt, um wenigstens einiges Ideale und Wesentliches zu retten. Heute geht es in der Analyse darum, das Verlorene,

Vergessene, Vermiedene wieder zu entdecken und damit den weiteren Lebensweg empfindsam zu gehen.

Die Vernissage der Analyse der Charakterstrukturen ist
- das Erkennen
- das Bekennen und Achten
- das Annehmen
- und das bewußte Nutzen der Fähigkeiten, die jedem Überlebensmodell eigen sind.

Anders ausgedrückt aktivieren wir nochmals das kleine Kind in uns und finden Alternativen des Schutzes und nicht alte Möglichkeiten der Abwehr.
Im Buch »Die Rolle des Therapeuten und die therapeutische Beziehung« (Hsg. H. Petzold) habe ich ausführlich die Grundlage für das bioenergetisch-therapeutische Arbeiten beschrieben.

Kurz zusammengefaßt sind die Schwerpunkte der Bioenergetischen Analyse:
- die Charakteranalyse
- das Grounding-Konzept
- das Körperlesen
- die Übertragungs- und Widerstandsarbeit.

Um mich nicht selbst zu wiederholen, möchte ich mich in diesem Übungsbuch einmal von der Theorie her mit dem »Lernen lernen« als Methode näher beschäftigen.

2.2. Das Kunststück: »Lernen lernen«

Es ist wirklich ein Kunststück, Lernender zu bleiben.
Ein Lernender bleibt entwicklungsfähig und aufnahmebereit. Dabei geht es nicht allein um Wissenserwerb, sich vollschütten mit abfragbarem Wissensstaub, sondern um die Fähigkeit, im Lernen zu wachsen, zu geben und zu lieben. Lehrende, die beim Lehren nicht lernen, sind nur Verwalter ihres Wissens, die die Ablage überwachen, Computer und Lexika den Platz stehlen. Lehrende zeichnet ihr Lernvermögen aus, und nur vorbildhafte Einstellung ermutigt, es den Lernenden nachzuahmen.
Methoden sind nur dann hilfreich, wenn sie das Lernen fördern und nicht die Wissensbildung zum Inhalt haben. Ich stelle die Behauptung auf, daß überall, wo Wissen abgeprüft wird, das Lernen schon kastriert wurde und nur die Wissensanpassung zählt. Methodisch vorzugehen bedeutet allerdings, Wege, Lernwege solange zu benutzen, bis der eigene Weg kennengelernt worden ist. Die Bioenergetische Analyse versteht sich als eine art des Selbsterfahrungslernens mit dem Anspruch, auf verschiedenen Ebenen und ganzheitlich eine Bewußtseinsbildung zu bewirken. Auf einen einfachen Nenner gebracht, braucht man jede Methode einen funktionalen Bezugsrahmen, in dem Lernen gewährleistet ist. Üblicherweise wird

- eine Funktionsaufteilung vorgenommen
(z.B. Lehrer-Schüler, Therapeut-Klient, Begleiter-Teilnehmer),
- der zeitliche Aufwand festgelegt und
- die Entgeltung vereinbart.

Unter dem Gesichtswinkel des Lernens könnte man die bioenergetisch-analytische Methode in drei austauschbare Phasen einteilen:

- Analysieren (Wahrnehmen, Beobachten, Interpretieren)
- Energetisieren (Halten, Bewegen, Bewegtheit aktivieren)
- Realisieren (Grounding, Beziehen, Kontakt)

Schauen wir uns zuerst *das Analysieren* an:
Jede Analyse hat mit der Wahrnehmung und ihrer Mitteilung (Wahrgebung?) zu tun. Dabei gilte es zu unterscheiden, ob es sich um:

	- sinnliche Wahrnehmung	(ich sehe den Hut)
	- gefühlsmäßige Wahrnehmung	(ich fürchte mich)
	- assoziative Wahrnehmung	(es kommt mir vor wie)
oder um	- Beobachtungen	(von mehreren Personen nachvollziehbare Tatsachen)
oder um	-Interpretationen	
	- Deutungen	

handelt, um eine gewisse gemeinsame Genauigkeit zu erhalten. Natürlich sind die Unterscheidungen in der Absprache auch ein wichtiger Lernprozeß.

Der Analytiker, als Begleiter eines Selbsterfahrungsprozesses, bezieht sich einerseits auf seine eigenen Wahrnehmungen, andererseits kann er nicht voraussetzen, daß der Analysant das gleiche wahrnimmt. Sein Geschick ist es, Hilfen für andere Sichtweisen, Auslegungen und Deutungen zeitgerecht und situativ anzubieten. Dies ergibt das symbolische Bild, daß der Analytiker gleichzeitig einen Schrittvoraus undeinen Schritt hinter dem Analysanten hergeht.
Das Analysieren hat keine Einschränkung. Jede Ebene des Tuns und Lassens, der Gefühle, der Beziehung, der Phantasie und des Glaubens, jede Dimension der Bewußtheit, der Gedanken und des Undenkbaren, jeder symbolische Winkel und verrückte Geistesblitz wird erst einmal angenommen und ungeordnet miteinander geteilt. Dieses Vorgehen wird auch als erste analytische Grundregel formuliert und steigert die Chancen, Unbewußtes bewußt werden zu lassen.

Im Selbsterfahrungsprozeß gibt es wiederkehrende Stufen des bewußten Fortschritts, die Entwicklungen fördern:

1. ERKENNEN	Erkennen ist lernbar, übbar und überprüfbar.
2. BEKENNEN	Bekennen setzt ein Erkennen voraus und bezieht sich selbst als Person mitein. Es ist ein vorbereitender Akt einer inneren Einstellung, mit dem Bewußtsein einer abhängigen Wechselwirkung. Es ist ein Sich-Riskieren im und zum Anderen, zu etwas.
3. ANNEHMEN	Das Annehmen ist nichts anderes als ein Geltenlassen von dem, was ist, - ohne Zugabe und Wegnehmen. Es ist ein wertschätzendes Akzeptieren aller Werte und Wertsysteme ohne Anspruch, diese Werte annehmend leben zu müssen. Das Anneh-

men setzt eine erworbene Grundeinstellung der Selbst- und Fremdachtung voraus und gibt dadurch enormen Spielraum für Entwicklung frei.

4. WEITERGEBEN Das Weitergeben-Können und -Dürfen ist eine Begabung und ein Geschenk gleichzeitig. Wenn es gelingt, jemandem Erkenntnisse und Hilfen zu geben, kann man davon ausgehen, daß diese Person danach lebt oder diese Erfahrungen handelbar integriert hat.

Unterzieht man den Strukturwandel einer Analyse, so besagt eine These, »daß Neuordnung und ein Wandel nur dann möglich sind, wenn dem Erkennen ein Akzeptieren folgt«. Für das analytische Lernen hat somit diese Art des stufenweisen, methodischen Vorgehens eine riesige Bedeutung. Es macht den Begleiter, Lehrer nicht für das Ergebnis oder das Entdecken verantwortlich, sondern nur für das Angebot des Erkenntnisfeldes und seiner akzeptierenden Grundeinstellung.

Die Erkenntnisfelder, die zu befruchten oder zu ernten sind, können in sieben Bereiche eingeteilt werden:

   a. Ist-Wert bezogene oder situative Erfassung
   b. Entwicklungschancen, Fähigkeiten und Talente
   c. Abwehr- und Schutzmaßnahmen
   d. Ziele und Aufgaben
   e. Visionen und Bilder
   f. Träume und Intuition
   g. Glauben und Spiritualität

Das Erkennen und Annehmen verlangt ein sichtbares Tun und Handeln in der sozialen Gemeinschaft. Die Dynamik der erkenntnisreichen Bewußtseinsbildung schwebt nicht als Wolke über diesen Zeilen, sondern ist im Zusammensein faßbar und spürbar.
Als nächstes kommt *das Energetisieren,* was nichts anderes bedeutet, als vorhandene Kräfte zu mobilisieren. Es ist dem Analysieren gleichgestellt, denn ein analytisches Lernen ohne Kraft verschmutzt nur die Umwelt.

»Freie Kräfte erzeugen spontan neue, natürliche Strukturen.«

Eine wunderbare These und wohltuend, wenn freie Kräfte bewußt erkannt und ausgetauscht werden. Ohne Atmung und ohne Glauben sind die freien Kräfte allerdings nur zerplatzte Seifenblasen des Geistes. Als Menschen können wir nur durch Atmen, Erregung und Nahrungszufuhr leben, wobei nur die Nahrungsaufnahme sättigend zu tätigen ist.

Das Energetisieren oder Kraftschöpfen geschieht
a. auf der körperlichen Ebene
   - durch bewußtes Atmen (= Ausatmen)
   - im Wechsel von Spannung und Entspannung
   - durch Bewegung
   - im Gehalten-Werden

b. auf der geistigen Ebene
   - durch Zielsetzungen und Aufgaben
   - mit Hilfe von Ideen und Phantasien
   - im Glauben

c. und auf der psychischen Ebene
- durch freien Gefühlsausdruck (Bewegtheit)
- in der verrückten Heiterkeit
- über Intuition.

Methodisch gibt es für den Bioenergetiker eine Grundregel, daß es Erweiterungen des Bewußtseins und ein tieferes Begreifen seiner selbst und der alltäglichen Lebensgestaltung, sowie das Nutzen seiner Fähigkeiten und seines Entwicklungspotentials nur geben kann, wenn im analytischen Lernprozeß genügend Körperarbeit (Energetisieren) angeboten wird. Ausweichmanöver, Ausreden und wichtige Erklärungen als Widerstandsphänomene lenken oft sehr geschickt von der Arbeit des Energetisierens ab, um den status quo der Einstellungen aufrechtzuerhalten.
Die Bindung von Energie hält den Charakter aufrecht, und nur gelöste, ungebundene Energie fördert den Entwicklungsprozeß.
Nehmen wir nun noch *das Realisieren* dazu, was nichts anderes bedeutet, als in einer gemeinsamen, abgesprochenen Wirklichkeit Wirksamkeiten zu untersuchen.
Das Realisieren gilt primär dem Wirken, den Auswirkungen, dem Handeln und Gestalten und erst sekundär den Ursachen. Zuerst wird das *Wie* analysiert und dann das *Warum*.
In dieser Phase des Selbsterfahrungslernens werden häufig von Analytikern, Therapeuten oder Trainern Übungen und Aufgaben auf der körperlichen Ebene angeboten. Manchmal werden auch Streßpositionen - mit dem Einverständnis des Klienten oder Teilnehmers - gewählt, um gemeinsam das Aufhören, Aufgeben von Haltungen sichtbar zu machen.
Das Konzept des Groundings in der Bioenergetischen Analyse (siehe dazu auch Seite 11) fußt auf Überlegungen des Realitätsprinzips, das eine hilfreiche Unterstützung, gründlich von unten her, vom Boden ausgehend als wesentlich erachtet. Beim Grounding geht es um den Kontakt zum Boden und um das Geschick, mit der Schwerkraft zurecht zu kommen. In der körperlichen Arbeit »vom Grund her« lassen sich in der Beziehung zu anderen Haltungen, Verhaltensweisen und Illusionen leichter beobachten und deuten. Wie wir uns auf unserer Mutter Erde bewegen, gibt uns Rückschlüsse über unser Aufgewachsen-Sein, das Selbständig-Dastehen, das Einnehmen von Haltungen und das Hinbewegen zu anderen Personen.
Das Realisieren als Lernvorgang macht die unterschiedlichen Ebenen des Zusammenseins bewußt und schafft Ausdehnungen der Wahrnehmungszonen. In der Widerstandsarbeit müssen vor allen Dingen Ideale, Illusionen und Abwehrmuster kenntlich gemacht werden. Dazu gehört auch die Aufarbeitung der Übertragungsphänomene, die oft jahrelang nach Beendigung der Analysen ihre Blüten noch weit austreiben.
Analysieren, Energetisieren und Realisieren gehören zusammen und werden, vom methodischen Vorgehen unverwischt, schrittweise angeboten. Der begleitende Lehrer und der erfahrene Schüler leben auch sonst danach, - mit Disziplin.

2.3. Das Herzstück: wo das Ziel ist, ist schon wieder der Anfang

Die Theorie jeder Analyse, ob Bioenergetischer, Psychoanalyse, Gruppenanalyse oder Selbstanalyse, muß am Ende immer wieder neu untersucht und reflektiert werden. Theorien haben es an sich, scheinbar wissenschaftlich Anregungen zu bieten und unbemerkt götzenhaft, dogmatisch und wahrhaftig Glaubensregeln zu verbreiten. Sie müssen sich selbst in Frage stellen und nicht etwas vorgeben, sondern Menschen finden, die 1 s, die Theorie vorleben können.

Theoretisch, modellhaft und methodisch arbeiten heißt einen Weg gehen,
sich des Weges, der Richtung,
meiner Selbst und meiner Wanderschaft bewußt zu werden.

In der gemeinsamen Arbeit wird die Wertschätzung und Hinwendung entdeckt. Und alle theoretischen Impulse sind Wegweiser und Hinweise, und bei der Annahme vielleicht eine Weisheit.

Das Ziel, das auch Anfang ist, ist der Weg des fortwährenden Lernens, für jemanden oder etwas intensiv da zu sein, ein Weg des Herzens, einen Weg der inneren Erleuchtung zu finden.
Dorthin gehen, woher ich gekommen bin.
Irgendwann einmal wird man der Weg sein,
den man geht, -
in der Zeit,
wo es keine Abschiede mehr gibt.
Bis dorthin heißt es üben.

3. Die Kunst des Übens

Sie braucht nicht viele schriftliche Aussagen, - die Kunst des Übens bedeutet einfach einmal zu üben. Solange jemand nicht übt - eine Zeitlang ohne Frage und Antwort bleibt - kommt er nicht zu den wesentlichen Fragen (des Lebens) und zu Antworten (darüberhinaus), sondern bleibt verantwortungslos.

Üben ist ein bewußtes Wiederholen
    - einer Bewegungsfolge
    - einer anderen, neuen, ungewohnten Haltung
in einer vorgegebenen Zeit mit der Absicht der größtmöglichen Genauigkeit und Konzentration. Es gibt keine Abweichungen, Ausnahmen und Ausreden im Üben, da jede Übung zwecklos und nur auszuführen ist.
Jede Übung ist ein Tun und Lassen, irgendwann einmal ein Sein-Lassen und Sein mit der Chance, auf einer anderen Bewußtseinsebene etwas zu erfahren, was die Unerfahrenheit voraussetzt.

Grundsätzlich ist beim Üben folgendes zu berücksichtigen:
    a. die Festlegung der Übungsfolge
    b. die Platzwahl
    c. die Gestaltung als Position/Haltung, als Bewegungsablauf
    d. die Zeiteinteilung
    e. die Wiederholung
    f. die bewußte Atmung.

Im Üben zeigt sich der Grad der Selbständigkeit zum eigenständigen Handeln. Personen, die nicht üben, lassen immer anderen den Vortritt, für sie etwas zu tun. Meist sind es Jammerer, Kläger und Prediger der Schuld, die disziplinlos die eigene und soziale Verantwortung abgege-

ben haben. Dies mag hart klingen, aber diese Aussage ist leicht zu überprüfen. (Übrigens, haben Sie bis jetzt das Buch gelesen oder auch schon geübt - nicht nur probiert?)
Das Üben ist eine Aufgabe zur Selbstaufgabe, was nichts anderes bedeutet als eine bewußte Art der Selbstfindung.
In der Bioenergetischen Analyse zeigt sich, wie eng der Zusammenhang des Übens mit der wirklichen Bereitschaft der eigenen Lebensgestaltung ist. Bisher habe ich nur die Erfahrung gemacht, daß Fortschritte in der Analyse synchron mit der Bereitschaft des Übens verlaufen. Je weniger geübt wird, desto mehr wird vom Nicht-Tun, von Auslassungen und Vermeidungen gesprochen.

So sind Körperübungen, Übungen als Gradmesser anzusehen
    a. wie der Reifegrad der Selbständigkeit ist
    b. ob der Übertragungswiderstand frühzeitig eine Handlungsschiene bekommt
    c. über die Entbehrlichkeit des Therapeuten, Trainers
    d. über die Zeitdauer der Analyse.

Üben ist eine Form der Erwachsenen-Bildung, wo das Lernen nicht Erziehung und Training ist, sondern natürliche Weiter-Bildung.

4. Meisterliches

Zum Abschluß noch etwas Sprichwörtliches:

Übung mach den Meister.
Nur Meister und spätere Meister üben.
Feen üben den Zauber.

- Übungsindex -

GRUNDÜBUNGS-PROGRAMM

Nr. 1: Springen am Stand
Nr. 2: Rückwärtsbogen
Nr. 3: Vorwärtsbogen
Nr. 4: Seitwärtsbogen
Nr. 5: Seitliches Armschwingen
Nr. 6: Hänge- und Streckstütz
Nr. 7: Vibrationspflug
Nr. 8: Knie-Spreiz-Sitz mit Rückwärtsbogen
Nr. 9: Sitzvorbeuge
Nr. 10: Beckendehnung
Nr. 11: Grimassen schneiden
Nr. 12: Eigenton
Nr. 13: Schmetterlingsatmung
Nr. 14: Dauerlaufen für Anfänger

EINIGE GRUNDÜBUNGS-VARIANTEN

Nr. 15: Rückwärtsbogen, Übung Nr. 2
Nr. 16: Rückwärtsbogen mit Finger-Handgelenkdehnung
Nr. 17: Rückwärtsbogen mit Einstützen
Nr. 18: Feiner Rückwärtsbogen mit Einstützen
Nr. 19: Rückwärtsbogen mit Kopflehne
Nr. 20: Starker Rückwärtsbogen
Nr. 21: Tiefer Rückwärtsbogen
Nr. 22: Rückwärtsbogen aus dem Kniestand
Nr. 23 a: Kniesitz mit starkem Rückwärtsbogen
Nr. 23 b: Kniesitz mit starkem Rückwärtsgen
Nr. 24: Vorwärtsbogen (siehe Nr. 3)
Nr. 25: Vorwärtsbogen mit Schaukelbewegung
Nr. 26: Vorwärtsbogen mit Unterarm-Unterschenkelschluß
Nr. 27: Vorwärtsbogen mit Nackendehnung
Nr. 28: Vorwärtsbogen mit Nackendehnung
Nr. 29: Vorwärtsbogen mit Überkreuzstand
Nr. 30: Vorwärtsbogen mit Brustexpander

Nr. 31: Seitwärtsbogen (siehe Nr. 4)
Nr. 32: Seitwärtsbogen mit Schulterdehnung
Nr. 33: Seitwärtsbogen mit gestreckten Armen
Nr. 34: Seitwärtsbogen mit vertikaler Streckung

VIBRATIONSÜBUNGS-PROGRAMM

Nr. 35: Rückwärtsbogen (siehe Nr. 2)
Nr. 36: Vorwärtsbogen (siehe Nr. 3)
Nr. 37: Vibrationspflug: (siehe Nr. 7)
Nr. 38: Schmetterlingsatmung (siehe Nr. 13)
Nr. 39: Bogen an der Wand
Nr. 40: Beine zum Himmel hochstrecken
Nr. 41: Vibration durch verzögerte Bewegung
Nr. 42: Unterschenkel-Unterarmstand
Nr. 43: Dehnen der Adduktoren
Nr. 44: Kopf-Hand-Kniestütz (Tibet)

SEGMENTAL GEORDNETE ÜBUNGEN

SEGMENT: Bewußtsein-Geist-Verstand

Nr. 45: Denken und Rede reinhalten
Nr. 46: Konstruktive Gedanken
Nr. 47: Kopfstand (siehe Nr. 149)

SEGMENT: Augen

Nr. 48: Augenübungen im genußvollen Dauerlauf
Nr. 49: Weitere Augenübungen
Nr. 50: Intensive Sonnenübung

SEGMENT: Gesicht

Nr. 51: Das Gesicht selbst massieren
Nr. 52: Grimassen schneiden
Nr. 53: Die Kopfhaut massieren
Nr. 54: Kopfstand (siehe auch Nr. 47, 149)
Nr. 55: Singen auf »mmh«

SEGMENT: Mund-Zunge-Kiefer

1. Mund-Lippen-Übungssequenz

Nr. 56: Rhythmische Mundbewegungen
Nr. 57: Mund offenhalten
Nr. 58: Zungenbewegungen
Nr. 59: Sanftes Mundspitzen

2. Kiefer-Übungen

Nr. 60: Den Kiefer aktiv lockern
Nr. 61 Kieferdehnung

Nr. 62: Massage der Kiefermuskeln
Nr. 63: Kiefer vorschieben
Nr. 64: Kiefer weit aufsperren
Nr. 65: Vorwärtsbogen mit Kieferdehnen

Handtuchsequenz im Liegen

Nr. 66 a: Zubeißen mit Ton
Nr. 66 b: Zubeißen mit Atemverhaltung
Nr. 66 c: Zubeißen mit Stampfen
Nr. 66 d: Zubeißen mit Beckenstoßen
Nr. 67: Mit einem Korken im Mund sprechen

Zungen-Übungen

Nr. 68: Gesicht, Kiefer und Zunge schütteln
Nr. 69: Bewegen wie beim »Kotzen«
Nr. 70: Zunge rhythmisch vorstrecken
Nr. 71: Lallendes Zungenspiel
Nr. 72: Zunge vorstrecken mit hohem Schrei

SEGMENT: Hals-Nacken-Stimme

Hals-Nacken-Dehnungen mit verzögerter Bewegung

Nr. 73: Vorwärts-Rückwärts-Dehnung
Nr. 74: Starke Nackendehnung
Nr. 75: Dehnen durch Halsdrehungen
Nr. 76: Dehnen der seitlichen Halsmuskulatur

Nacken-Hals-Stimme

Nr. 77: Der Kopf-Nacken-Stütz
Nr. 78: Rückwärtsbogen der Hals- und Brustwirbelsäule
Nr.79: Vibrationspflug (siehe Nr. 7)
Nr. 80: Übungen mit der Stimme

SEGMENT: Schultergürtel-Arme-Hände

Nr. 81: Schultern hochziehen und fallenlassen
Nr. 82: »Rucksack abstreifen«
Nr. 83: Sich losreißen
Nr. 84: Vor- und Zurückbewegen der Schultern
Nr. 85: Handflächen zur Decke strecken
Nr. 86: Verzögertes Armschwingen
Nr. 87: Unorthodoxes Schulterkreisen
Nr. 88: Warme Hände
Nr. 89: Dehnen der Hände und Handgelenke
Nr. 90: Dehnen der Hand- und Fußgelenke
Nr. 91: Der Ellbogenstoß

SEGMENT: Brust-Herz

Nr. 92: Kreisen des Brustkorbes
Nr. 93: Drehen des Brustkorbes
Nr. 94: Klopfen der Brust
Nr. 95: Arme nach vorne strecken (mit Belastung)
Nr. 96: Brustexpander im Liegen
Nr. 97: Seufzende Atmung
Nr. 98: Blasebalg
Nr. 99: Stufenatmung
Nr. 100: Das Herz ansingen
Nr. 101: Die emotionale Kraft des natürlich liebenden Kindes
Nr. 102: Herzens-Fragen

SEGMENT: Der Rücken (oberer und unterer)

Nr. 103: Das Reich'sche Laufen
Nr. 104: Festigung des oberen Rückens
Nr. 105: Festigung des unteren Rückens
Nr. 106: Holzhacken (Kraft-Aggressions-Übung)
Nr. 107: Beine und Arme halten den Himmel
Nr. 108: Entlasten des unteren Rückens
Nr. 109: Übungen mit der Kleinen Atemrolle

SEGMENT: Atmung und Zwerchfell

1. Allgemeine Atemübungen

Nr. 110: Das Orten der Atmungsarten
Nr. 111 Erdatem (Entspannung)
Nr. 112: Lichtatem
Nr. 113: Reinigungsatem
Nr. 114: Atempausen (Atemverhaltung)
Nr. 115: Seufzende Atmung
Nr. 116: Stöhnende Atmung
Nr. 117: Verschiedene Qualitäten des Atems
Nr. 118: Sphincteratmung (Placierung des Atems)

2. Übungen zur Lockerung des Zwerchfells

Nr. 119: Lachendes Anstoßen
Nr. 120: Ausatmung auf »s«
Nr. 121: Stoßweise Atmung auf »f«
Nr. 122. Stoßweise Reinigungsatmung
Nr. 123: Hechelnde Bauchatmung
Nr. 124: Peitschenatmung (schwer)

SEGMENT: Becken-Sexualität

1. Alle Vibrationsübungen sind intensive Beckenübungen

2. Konventionelle Beckendehnungen

Nr. 125: Beckendehnung im Sitzen
Nr. 126: Zwischen die Beine hinuntersetzen
Nr. 127. Vorbeugen aus dem Türkensitz
Nr. 128: Beckendehnung in Rückenlage

3. Bioenergetische Beckenübungen

Nr. 129: Schaukeln des Beckens im Stehen
Nr. 130: Das Reich'sche Laufen (siehe Nr. 103)
Nr. 131: Leichtes Beckenprellen
Nr. 132: Beckenzuckungen
Nr. 133: Rhythmisches Beckenrollen
Nr. 134: Dehnen der Schenkelinnenseiten
Nr. 135: Füße über dem Boden
Nr. 136: Beine zum Himmel hochstrecken
Nr. 137: Schmetterlingsatmung

4. Drei schwere Beckenübungen

Nr. 138: Großes Beckenschwingen auf der Großen Atemrolle
Nr. 139: Die Schaukel
Nr. 140: Der Drehsitz (leichte Variante)
Nr. 141: Der Drehsitz (schwere Variante)

SEGMENT: Beine-Fußgelenke-Füße

Nr. 142: Laufen mit verschiedenen Aufgabenstellungen (Grounding)
Nr. 143: Dehnen der Fußgelenke
Nr. 144: Knie-Spreiz-Sitz mit Rückwärtsbogen
Nr. 145: Vorwärtsbogen mit verzögerter Schaukelbewegung
Nr. 146: Arbeit an einem guten Stand (verzögerte Bewegung)

THEMATISCH GEORDNETES ÜBUNGS-PROGRAMM

I. Thema: Erdungs-Übungen (Grounding, Erdkräfte)

II. Thema: Gleichgewichtsübungen (Erdung, Balance)

Nr. 147: Einbeinstand-Sequenz

Nr. 148: Einbeiniger Seitwärtsbogen
Nr. 149: Überkreuz-Vorwärtsbogen
Nr. 150: Kopfstand (siehe Nr. 47)

III. Thema: Sehnsucht-Zärtlichkeit-Herzlichkeit

1. Alle Übungen des Segments: Brust-Herz
2. Weitere Übungen
Nr. 151: Entwickeln der Sehnsucht

IV Thema: Warme Hände und Füße

1. Übungen des Grundübungs-Programms
2. Übungen des Segments: Schultergürtel-Arme-Hände
Nr. 82: Warme Hände

V. Thema: Aggresions- und Ausdrucksübungen

1. Alle Übungen im Kapitel »Mund-Zunge-Kiefer«
2. Alle Übungen mit der Stimme im Kapitel »Hals-Nacken-Stimme«
3. Weitere Aggressions- und Ausdrucksübungen
Nr. 152: Handtuchwringen
Nr. 153: Holzhacken
Nr. 154: Schlagen mit den Armen
Nr. 155: Schlagen mit den Beinen
Nr. 156: Fußtritte
Nr. 157: Ausdrucksübungen zur Musik

ÜBEN IM ALLTAG

Nr. 158: Eine Vielzahl von Übungsvorschlägen für den Alltag

ÜBEN IM ALTER

Nr. 159: A-E: Wichtige Übungsschwerpunkte im Alter

ÜBUNGS-PROGRAMM MIT DER KLEINEN ATEMROLLE

Nr. 160: I-VI: Fünf Übungen mit der Kleinen Atemrolle

(Fortsetzung nächste Seite)

ARBEIT MIT DER GROSSEN ATEMROLLE UND MIT DEM ATEMSTUHL

1. Übungen mit der Großen Atemrolle

Nr. 161 a: Arme hinter dem Kopf
Nr. 161 b: Langsames Darüberrollen (Arbeit mit schmerzenden Punkten)
Nr. 161 c: Beckenschwingen
Nr. 161 d: Mit Brust und Bauch über die Atemrolle legen

2. Übungen mit dem Atemstuhl

Nr. 162 a: Oberer Rücken 8relativ aufgerichtet)
Nr. 162 b: Oberer Rücken (Arme hinter dem Kopf)
Nr. 162 c: Oberer Rücken (Arme zurückgestreckt)
Nr. 162 d: Oberer Rücken (Arme zurück und einen schweren Gegenstand in den Händen)
Nr. 162 e: Oberer Rücken (sich am Stuhl dosierend anhalten)

Nr. 162 f: Oberer Rücken (mit Stuhl und Trampeln
Nr. 163 a: Zwerchfellauflage (Arme und Kopf zurück)
Nr. 163 b: Zwerchfellauflage (am Stuhl festhalten)
Nr. 163 c: Zwerchfellauflage (Stuhl und Beckenschwingen)
Nr. 164 a: Unterer Rücken (Zehen am Boden, Kopf hinten auflegen)
Nr. 164 b: Unterer Rücken (Beine in der Luft, Kopf aufgelegt, Halten am Stuhl)
Nr. 164 c: Unterer Rücken (dasselbe wie 164b und Mobilieren der Beine durch Treten)
Nr. 165: Mit der Brust darüberlegen)
Nr. 166: Mit dem Bauch darüberlegen.

DIE LETZTE ÜBUNG

Nr. 000: Die letzte Übung wird hingegeben.

- Literaturhinweise -

ANDERSON, Bob »Stretching«, Felicitas Hübner Verlag, 1982.

DIETRICH, Reinhold »Nach Innen Laufen. Über die Innenseite des Laufens«, Eigenverlag, Salzburg, 1986: Dr. Reinhold Dietrich, Paracelsusstr. 4, A - 5020 Salzburg.

HERRIGEL, Eugen »Zen. In der Kunst des Bogenschießens«, O.W. Barth Verlag.

LANZ, E.; AIGELSREITER, H. »Dehnung - Kräftigung - Bewegung«, Eigenverlag, 1985: Dr. Eduard Lanz, Merangasse 63, 8010 Graz.

LOWEN, Alexander und Leslie »Bioenergetik für Jeden«, Peter Kirchheim Verlag, München 1982 (5).

LYSEBETH van, Andre »Yoga für Menschen von Heute«, Mosaik Verlag, 1976.

SCHOLL, Lisette »Das Augenübungsbuch«, rororo, 1985.

SOLLMANN, Ulrich »Bioenergetik in der Praxis«, rororo Sachbuch, 1988.

ROHE, Fred »Zen des Laufens«, Verlag Bodymind Volker Kretschmer, Berlin, 1978.

WEITERE BUCHTITEL DER AUTOREN

DIETRICH, Reinhold »Analytische Bioenergetik. Bilder, Strukturen und Geschichten«, Eigenverlag, Salzburg, 1990: Paracelsusstr. 4, A - 5020 Salzburg, 750 Seiten, 620.-öS.

PECHTL, Waldefried »Zwischen Organismus und Organisation: Wegweiser und Modelle für Berater und Führungskräft«, Veritas Verlag, Linz, 1989.

ATEMSTUHL UND ATEMROLLE

GÜNSTIGE BESTELLUNG VON
ATEMSTUHL UND ATEMROLLE BEI

Herrn Gottfried Graf
Laufener-Str. 83
D - 8228 Freilassing

- Die Autoren -

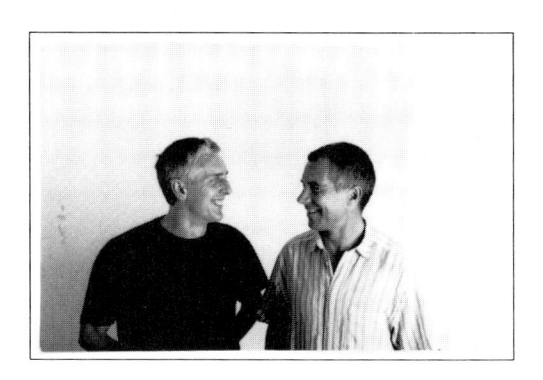

Dr. phil. Reinhold Dietrich,
Initiator und Hauptautor des Buches, Jahrgang 1949, Klinischer Fachpsychologe, ist als freischaffender Psychotherapeut und Schriftsteller tätig.

Der Autor bekennt sich zur Linie Sigmund Freud - Wilhelm Reich - Alexander Lowen und ist ein Schüler Dr. Waldefried Pechtls.

Dr. Reinhold Dietrich ist Bioenergetischer Analytiker und Lehrtherapeut.

Dr. phil. Waldefried Pechtl,
Jahrgang 1944, ist als Fachpsychologe im klinischen Bereich und in der Organisations- und Personalentwicklung tätig.

Während seiner psychoanalytischen Ausbildung war er ein enger Mitarbeiter von Prof. I. A. Caruso und hat in späteren Jahren den Ansatz von Alexander Lowen im deutschsprachigen und europäischen Raum bekanntgemacht.

Dr. Waldefried Pechtl ist Lehrtherapeut und Lehrtrainer.

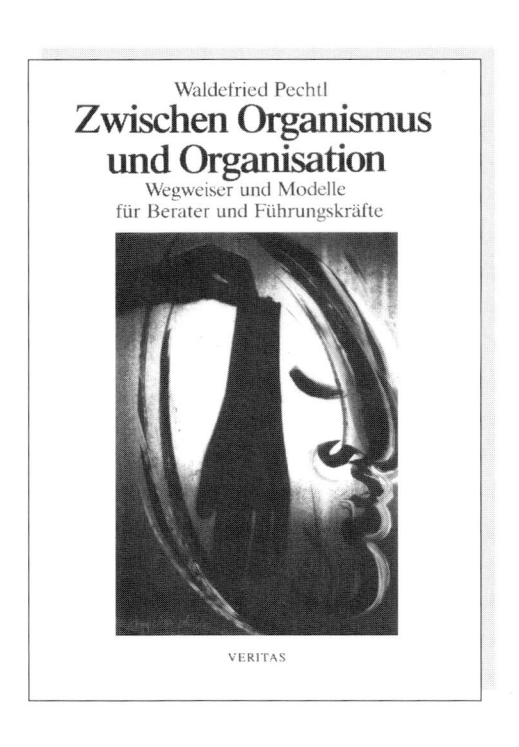

Zwischen Organismus und Organisation
Waldefried Pechtl

◆ Der Autor, Organisationspsychologe und Psychotherapeut, stellt in diesem Buch das Wechselspiel der natürlichen Kräfte dar, die sowohl in Einzelpersonen als auch in Organisationen am Werk sind.

◆ Dieses Buch stellt einen neuen und eigenständigen Ansatz der Organisationspsychologie dar.

◆ Ausgehend von der Beschäftigung mit den Grundbedürfnissen der Menschen, werden Modelle für das Zusammenleben in Organisationen entwickelt.

◆ Der Themenbogen des Inhalts spannt sich ausgehend von grundlegenden Erkenntnissen der Organisationspsyclogie über die Fragen des zielorientierten Denkens hin zu konkreten Veränderungsstrategien.

Das Buch ist im Buchhandel erhältlich. ISBN 3-85329-7161

Verlag Veritas

Buchtitel im Verlag Dietrich

DIETRICH, Reinhold »ANALYTISCHE BIOENERGETIK: Bilder, Strukturen und Geschichten« (Charakterstrukturen, Charakterkunde, Menschenkunde), Salzburg, 1990, 750 Seiten,
45,- Euro, 620,- öS, 88,60 DM, 77,50 sfr.

DIETRICH, R.; PECHTL, W. »ENERGIE DURCH ÜBUNGEN: Bioenergetik - belebende, entspannende und kräftigende Übungen«, Salzburg, 3. Auflg., 1998, 280 Seiten,
24,70 Euro, 340,- öS, 49,- DM, 43,- sfr.

DIETRICH, Reinhold »HILFEN für Beziehung, Beruf und Alltag«, Salzburg, 1991, 200 Seiten,
24,70 Euro, 340,- öS, 49,- DM, 43,- sfr.

–, »VOM WESEN DES ÜBENS - Tagebuch eines Träumenden«, Salzburg, 1996, 60 Seiten,
12,40 Euro, 170,- öS, 24,60 DM, 21,90 sfr.

–, »NACH-INNEN-LAUFEN: Über die Innenseite des Laufens«, Salzburg, 4. Auflg., 1998, 200 Seiten,
20,40 Euro, 280,- öS, 40,- DM, 35,- sfr.

–, »EntSpannung durch meditatives Laufen«, Salzburg, 1993, 200 Seiten,
24,70 Euro, 340,- öS, 49,- DM, 43,- sfr.

–, »GEHEN - bewußt, meditativ«, Salzburg, 2.Auflage 1999, 84 Seiten,
18,20 Euro, 250,- öS, 36,– DM, 31,– sfr.

–, »49 MEISTERGESCHICHTEN - leuchtende Spuren zum Sein«, Elixhausen, 2. Auflage 1998, 150 Seiten,
20,40 Euro, 280,- öS, 40,- DM, 35,- sfr.

PECHTL, Waldefried »GESCHICHTEN DES LÄCHELNS«, Salzburg, 2. Auflage 1997, 116 Seiten,
20,40 Euro,280,- öS, 40,- DM, 35,- sfr.

DIETRICH, Reinhold »SINAI - Seiten, die die Wüste schrieb«, Gedichte III, Salzburg, 1995, 70 Seiten,
12,40 Euro, 170,- öS, 24,60 DM, 21,90 sfr.

–, »INSEL DER LILIEN - Erzählung einer Seelenreise«, Elixhausen, 1997, 150 Seiten,
20,40 Euro, 280,- öS, 40,- DM, 35,- sfr.

–, »MENSCHENWESENS WEG: Ode an die Freundschaft«, Gedichte I mit Zeichnungen, Salzburg, 1991,
8,70 Euro, 120.- öS, 17,40 DM, 14,10 sfr.

–, »HOMMAGE AN DIE NATUR: Vom Himmlischen auf Erden«, Gedichte II mit Zeichnungen, Salzburg, 1991,
8,70 Euro, 120.- öS, 17,40 DM, 14,10 sfr.

–, »DIE 7 TÄLER - Aussprüche der Meister als Meditationen«, Salzburg, 1998,
13,80 Euro, 190,- öS, 27,10 DM, 23,70 sfr.

–, »DAS LABYRINTH DER FÜNF CHARAKTERSTRUKTUREN - dargestellt an Themen wie Beziehung, Geld, Sexualität, Glaube und Liebe«, Salzburg, 1999, 24,70 Euro, 340,- öS, 49,- DM, 43,- sfr.

–, »DIE BALANCE DES GEBENS - ein Energieprinzip und 53 Meistergeschichten«, Salzburg, 1999, 140 Seiten
20,40 Euro, 280,- öS, 40,- DM, 35,- sfr.

Neuerscheinungen im Herbst 2000

–, »IM GARTEN DER LIEBE - die kleine und die große Liebe«, Texte, mystische Lyrik und 40 Meisergeschichten,
200 Seiten, 20,40 Euro, 280,- öS, 40,- DM, 35,- sfr.

–, »DIE FREIHEIT DES LAUFENS - Atmungsaktives Laufen. Die Boienergetik des Laufens«,
20,40 Euro, 280,- öS, 40,- DM, 35,- sfr.

Atemstuhl und Atemrolle
günstige Bestellungen von Atmenstuhl und Atemrolle bei
GOTTFRIED GRAF, Johann-Wolf-Strasse 13, A-5020 Salzburg